中华烹饪古籍经典藏书

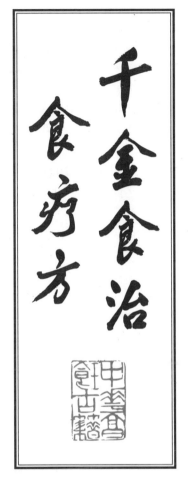

千金食治

食疗方

［唐］ 孙思邈 撰
［元］ 忽思慧

中国商业出版社

图书在版编目（CIP）数据

千金食治 /（唐）孙思邈撰 . 食疗方 /（元）忽思慧撰 . — 北京：中国商业出版社，2021.12

ISBN 978-7-5208-1869-8

Ⅰ.①千… ②食… Ⅱ.①孙… ②忽… Ⅲ.①《千金方》②食物疗法－验方－汇编－中国 Ⅳ.① R289.3

中国版本图书馆 CIP 数据核字（2021）第 219504 号

责任编辑：侯　静　杜　辉

中国商业出版社出版发行

010-63180647　www.c-cbook.com

（100053 北京广安门内报国寺 1 号）

新华书店经销

唐山嘉德印刷有限公司印刷

＊

710 毫米 ×1000 毫米　　16 开　　13.5 印张　　120 千字

2021 年 12 月第 1 版　　2021 年 12 月第 1 次印刷

定价：59.00 元

＊＊＊＊

（如有印装质量问题可更换）

委 员

林百浚	闫 囡	张可心	尹亲林	彭正康	兰明路
胡 洁	孟连军	马震建	熊望斌	王云璋	梁永军
唐 松	于德江	陈 明	张陆占	张 文	王少刚
杨朝辉	赵家旺	史国旗	向正林	王国政	陈 光
邓振鸿	刘 星	邸春生	谭学文	王 程	李 宇
李金辉	范玖炘	孙 磊	高 明	刘 龙	吕振宁
孔德龙	吴 疆	张 虎	牛楚轩	寇卫华	刘彧彼
王 位	吴 超	侯 涛	赵海军	刘晓燕	孟凡字
佟 彤	皮玉明	高 岩	毕 龙	任 刚	林 清
刘忠丽	刘洪生	赵 林	曹 勇	田张鹏	阴 彬
马东宏	张富岩	王利民	寇卫忠	王月强	俞晓华
张 慧	刘清海	李欣新	王东杰	渠永涛	蔡元斌
刘业福	杨英勋	王德朋	王中伟	王延龙	孙家涛
张万忠	种 俊	李晓明	金成稳	马 睿	乔 博

《中国烹饪古籍丛刊》出版说明

国务院一九八一年十二月十日发出的《关于恢复古籍整理出版规划小组的通知》中指出：古籍整理出版工作"对中华民族文化的继承和发扬，对青年进行传统文化教育，有极大的重要性"。根据这一精神，我们着手整理出版这部丛刊。

我国的烹饪技术，是一份至为珍贵的文化遗产。历代古籍中有大量饮食烹饪方面的著述，春秋战国以来，有名的食单、食谱、食经、食疗经方、饮食史录、饮食掌故等著述不下百种；散见于各种丛书、类书及名家诗文集的材料，更加不胜枚举。为此，发掘、整理、取其精华，运用现代科学加以总结提高，使之更好地为人民生活服务，是很有意义的。

为了方便读者阅读，我们对原书加了一些注释，并把部分文言文译成现代汉语。这些古籍难免杂有不符合现代科学的东西，但是为尽量保持其原貌原意，译注时基本上未加改动；有的地方作了必要的说明。希望读者本着"取其精华，去其糟粕"的精神用以参考。编者水平有限，错误之处，请读者随时指正，以便修订。

中国商业出版社

1982 年 3 月

出 版 说 明

　　20世纪80年代初，我社根据国务院《关于恢复古籍整理出版规划小组的通知》精神，组织了当时全国优秀的专家学者，整理出版了《中国烹饪古籍丛刊》。这一丛刊出版工作陆续进行了12年，先后整理、出版了36册，包括一本《中国烹饪文献提要》。这一丛刊奠定了我社中华烹饪古籍出版工作的基础，为烹饪古籍出版解决了工作思路、选题范围、内容标准等一系列根本问题。但是囿于当时条件所限，从纸张、版式、体例上都有很大的改善余地。

　　党的十九大明确提出："要坚定文化自信，推动社会主义文化繁荣兴盛。推动文化事业和文化产业发展。"中华烹饪文化作为中华优秀传统文化的重要组成部分必须大力加以弘扬和发展。我社作为文化的传播者，就应当坚决响应国家的号召，就应当以传播中华烹饪传统文化为己任，高举起文化自信的大旗。因此，我社经过慎重研究，准备重新系统、全面地梳理中华烹饪古籍，将已经发现的150余种烹饪古籍分40册予以出版，即《中华烹饪古籍经典藏书》。

此套书有所创新，在体例上符合各类读者阅读，除根据前版重新标点、注释之外，增添了白话翻译，增加了厨界大师、名师点评，增设了"烹坛新语林"，附录各类中国烹饪文化爱好者的心得、见解。对古籍中与烹饪文化关系不十分紧密或可作为另一专业研究的内容，例如制酒、饮茶、药方等进行了调整。古籍由于年代久远，难免有一些不符合现代饮食科学的内容，但是，为最大限度地保持原貌，我们未做改动，希望读者在阅读过程中能够"取其精华、去其糟粕"，加以辨别、区分。

　　我国的烹饪技术，是一份至为珍贵的文化遗产。历代古籍中留下大量有关饮食、烹饪方面的著述，春秋战国以来，有名的食单、食谱、食经、食疗经方、饮食史录、饮食掌故等著述屡不绝书，散见于诗文之中的材料更是不胜枚举。由于编者水平所限，难免有错讹之处，欢迎大家批评、指正，以便我们在今后的出版工作中加以修订。

中国商业出版社

2019 年 9 月

本书简介

本书由《千金食治》和《食疗方》两部分合订而成。它们是我国古代重要食疗专著。

一、《千金食治》

《千金食治》为唐医学家孙思邈（公元581—682年）所撰。

孙思邈，京兆华原（今陕西耀州）人。自幼刻苦好学，钻研医术，不慕名利，深入民间，医疗技术很高。他总结了唐代以前的临床经验和医学理论，收集方药、针灸等内容，著有《备急千金要方》（三十卷）等书，在医学上有重要贡献。

《千金食治》即是《备急千金要方》原书的第二十六卷，书中论述了日常生活里所食用的果、菜、谷、肉的性、味、药理作用、服食禁忌及治疗效果等。

二、《食疗方》

《食疗方》由元代营养学家忽思慧撰写。他曾任饮膳太医，管理宫廷的饮膳烹调工作，著有《饮膳正要》一书（三卷）。

《食疗方》是《饮膳正要》第二卷中"食疗诸病"一节的六十一个方子，分成植物类食疗方和动物类食疗方两个体系，保存了有益于补养身体，防治疾病，简便易行的食疗方剂。

　　本书提及的食疗疗效仅作为参考，不可代替药物，有任何身体不适须及时就医。

　　本书两部分均采用日本影刊本为底本。注释稿（《千金食治》）曾经苏晋仁先生审校。

中国商业出版社

2021年9月

目　录

千金食治

〔唐〕孙思邈　撰

吴受琚　注释

刘万庆

新校《备急千金要方》序

　　昔神农①徧尝②百药，以辨五苦六辛③之味，逮伊尹④而汤液之剂备。黄帝⑤欲创九针⑥，以治三阴三阳之疾⑦，得岐伯⑧而砭⑨艾⑩之法精。虽大圣人有意于拯民之瘼⑪，必待肾明博通之臣，或为之先，或为之后，然后圣人之所为，得行于永久也。医家之务，经是二圣二贤⑫而能事毕矣。后之留意于方术者，苟知药而不知灸，未足以尽治疗之体；知灸而不知

① 神农：指神农氏，传说中农业和医药的发明者。或说神农氏即炎帝。

② 尝（cháng）：古同"尝"。

③ 五苦六辛：五指心、肝、脾、肺、肾五脏；六指胆、胃、大肠、小肠、膀胱、三焦六腑。中医认为五脏宜用苦剂，六腑宜用辛剂。五脏为里，属阴；六腑为表，属阳；苦味涌泄，属阴；辛味发散，为阳。所以叫"五苦六辛"。

④ 伊尹：商朝人，名伊，尹是官名，一说名挚。相传他创立了中医汤液药制。

⑤ 黄帝：传说中中原各族的共同祖先，姓姬，号轩辕氏，有熊氏。我国远古时期有许多发明创造，如文字、医学、蚕桑等，都始于黄帝时期。

⑥ 九针：古代九种形状、用途各不相同的针具，即镵（wǎn）针、员针、鍉（chí）针、锋针、铍针、利针、毫针、长针、大针。《灵枢经·官针》："九针之宜，各有所为，长短大小，各有所施也，不得其用，病弗能移。"

⑦ 三阴三阳之疾：三阴病指太阴病、少阴病、厥阴病；三阳病指太阳病、少阳病、阳明病。总称为六经病。是中医诊断、治疗疾病的方法之一。

⑧ 岐伯：黄帝时的大臣，精于医术，尝与黄帝论述医学。

⑨ 砭（biān）：砭石或石篾，古代作为石针来刺激病人的皮肤和某些穴位，达到治疗效果。

⑩ 艾：用艾绒做成艾柱、艾条，点燃后进行灸治。

⑪ 瘼（mò）：疾病。

⑫ 二圣二贤：二圣指神农、黄帝；二贤指伊尹、岐伯。

针，未足以极表里①之变，如能兼是圣贤之緼②者，其名医之良乎！

有唐真人孙思邈③者，乃其人也。以上智之材，抱康时④之志，当太宗⑤治平⑥之际，思所以佐迺后⑦庇民⑧之事，以谓上医⑨之道，真圣人之政而王官之一守也。而乃祖述农、黄之旨⑩，发明岐⑪、挚⑫之学，经掇扁鹊⑬之《难》⑭，方

---

① 表里：指经络与脏腑之间的表里关系。

② 緼：同"蕴"。

③ 孙思邈：唐朝人，精于医学、术数，尤喜言老庄之学，信奉道教，故号孙真人。著述很多，名著有《千金要方》《千金翼方》《银海精微》等。

④ 康时：造福于时代。

⑤ 太宗：指唐太宗李世民。

⑥ 治平：政治清明。

⑦ 迺（nǎi）后：他的皇帝。

⑧ 庇民：庇护老百姓。

⑨ 上医：《晋语》赵文子曰："医及国家乎？"秦和对曰："上医医国，其次疾，固医官也。""医"，古字亦作"毉"，与巫祝相通，所以说最上等的医生首先应医治好国家，其次治疗疾病。

⑩ 祖述农、黄之旨：遵循神农、黄帝传下来的宗旨。

⑪ 岐：岐伯。

⑫ 挚：伊尹。

⑬ 扁鹊：姓秦，名越人，渤海郡郑（今河北任丘）人。精于医学各科，后被秦太医李醯（xī）妒忌杀害。

⑭ 《难》：指《黄帝八十一难经》一卷，今存，是后人托扁鹊之名的著作。

采仓公①之《禁》，前仲景②《黄素》③，元化④《绿袟》⑤，葛仙翁⑥之《必效》，胡居士⑦之《经验》，张苗⑧之《药对》，叔和⑨之《脉法》，皇甫谧⑩之《三部》⑪，陶隐居⑫

① 仓公：淳于意、汉朝临淄人，做过齐太仓长，世称"仓公"。从小喜爱医术，有《习禁方》，今佚。

② 仲景：名张机，字仲景，后汉枣阳人。精通医学，官至长沙太守。著有《伤寒论》《金匮玉函要略》等书，名震当时，后世推为中医医学的圣人。这两部书也成为学习中医必读的经典著作。

③ 《黄素》：疑指《黄素药方》二十五卷。

④ 元化：中医华佗，三国人，著名的外科医学家。

⑤ 《绿袟》：疑为《绿秩》之讹。葛洪《肘后备急方》序曰："省仲景、元化、刘戴《秘要》《金匮绿秩》《黄素方》，近将4卷。"又《抱朴子·杂应篇》："华佗集《金匮录囊》"，然今均佚。

⑥ 葛仙翁：葛玄，字孝先，后世号曰：葛仙公，三国时琅邪人。

⑦ 胡居士：胡洽，刘宋、广陵人。著有《百病方》二卷、《胡居士方》三卷。

⑧ 张苗：唐人，著有《本草药对》二卷。

⑨ 叔和：王叔和，西晋高平人，博通医术，为太医令。其《脉经》自序曰："今撰集岐伯以来逮于华佗经论要诀，合为十卷。百病根源，各以类例相从，声色证候，靡不该备。"除《脉经》外，还有《脉赋》《脉诀》《小儿脉诀》《脉诀发蒙》等书。

⑩ 皇甫谧（mì）：晋朝人，字士安，又号"玄晏先生"。

⑪ 《三部》：指皇甫谧所撰《黄帝三部针经》，或名曰《黄帝三部针灸经》，亦即《甲乙经》。

⑫ 陶隐居：陶弘景，梁朝秣陵人，字通明，号华阳隐居，华阳真人。精通阴阳五行、山川地理、医术方药等。

之《百一》①。自余郭玉②、范汪③、僧坦④、阮炳⑤，上极文字之初⑥，下讫有隋之世，或经⑦或方⑧，无不采摭。集诸家之所秘要，去众说之所未至。成书一部，捴三十卷，目录一通⑨。藏腑之论，针艾之法，脉证之辨，食治之宜。始妇人而次婴孺；先脚气而后中风、伤寒、痈疽、消渴、水肿；七窍之痾、五石⑩之毒、备急⑪之方、养性⑫之术，捴篇二百三十二门，合方论五千三百首，莫不十全⑬可验，四种兼包。厚德过于千金，遗法传于百代。使二圣二贤之美，不

---

① 《百一》：指陶隐居所撰《补阙肘后百一方》。

② 郭玉：后汉时广汉人，师事程高，学方诊六徵之技，和帝初为太医丞，医术多有效应。

③ 范汪：字玄平，西晋颍易人（《晋书》卷七十五有传记）。著有《范汪方》五卷、《范东阳方》。

④ 僧坦：姚僧垣，字法部，北周，吴兴武康人（《北史》卷九十、《北周书》卷四十七有传记）。著有《集验方》十卷。

⑤ 阮炳：阮文叔（一作阮叔文），晋朝人，任河南尹，精于医术，著有《阮河南方》十六卷、《阮河南药方》十七卷。不知两书是否为一书。

⑥ 上极文字之初：指有文字以来。

⑦ 经：指医学理论。

⑧ 方：指医治方法、方药等。

⑨ 通：卷。

⑩ 五石：阳起石、钟乳石、灵磁石、空青石、金刚石。此五石制成五石散，服后多热极狂躁，有中毒反应。

⑪ 备急：以备急用的方药。

⑫ 养性：修身养性的方法。

⑬ 十全：《素问·至真要大论》曰："余锡以方士，而方士用之，尚未能十全。"盖谓治病十不失一也。

坠于地，而世之人得以阶近而至远，上识于三皇之奥者，孙真人善述之功也。

然以俗尚险怪，我道纯正，不述剖腹易心之异；世务经省，我书浩博，不可道听塗说而知，是以学寡其人，寝以纷靡[1]；贤不继世，简编断缺；不知者以异端见黜，好之者以阙疑辍功。恭惟我朝以好生为德，以广爱为仁，迺诏儒臣，正是坠学[2]。臣等术谢多通，职专典校，于是请内府之秘书[3]，探《道藏》[4]之别录，公私众本，搜访几遍，得以正其讹谬，补其遗佚。文之重复者削之，事之不伦者缉之，编次类聚，暮月[5]功至。纲领虽有所立，文义犹或疑阻。是用端本以正末，如：《素问》[6]、《九墟》[7]、《灵枢》[8]、《甲乙》[9]、

---

① 是以学寡其人，寝以纷靡：这句话说由于医学书籍很多，医学理论深邃，不是很容易就能掌握的，因此学医的人减少了，渐渐地医学书籍也凌乱亡失了。寝，渐渐。纷，乱。靡，分散、消灭。

② 坠学：停辍无人学。

③ 秘书：指皇宫内珍藏的善本书籍。

④ 《道藏》：道教经典的总称。

⑤ 暮（jī）月：满一个月。

⑥ 《素问》：即《黄帝内经素问》，今存九卷，八十一篇。《汉书·艺文志》录"黄帝内经十八卷"。晋人皇甫谧以为这是《鍼经》《素问》两书的合称，实际上《素问》只是此书的一部分，原书全貌不可见。

⑦ 《九墟》：《黄帝九墟内经》五卷，今亡。

⑧ 《灵枢》：《黄帝内经灵枢经》，今存九卷，八十一篇。此书不载于汉、隋、唐艺文志，宋绍兴中锦官史崧献出，后世怀疑是王冰所辑而托名于古人。

⑨ 《甲乙》：《黄帝鍼灸甲乙经》的简称，十二卷，晋朝皇甫谧撰。

《太素》①、《巢源》②、诸家《本草》③、前古脉书④、《金匮玉函》⑤、《肘后备急》⑥、谢士泰《删繁方》⑦、刘涓子⑧《鬼遗论》之类，事关所出，无不研核。尚有所阙，而又沂流以讨源，如《五鉴经》⑨、《千金翼》⑩、《崔氏纂要》⑪、《延年秘录》⑫、《正元广利》⑬、《外台秘要》⑭、《兵部手集》⑮、

① 《太素》：《黄帝内经太素》，杨上善撰。

② 《巢源》：《巢氏诸病源候论》，五十卷，隋朝巢元方等奉诏撰。

③ 诸家《本草》：指唐以前各家撰写的本草，如《食疗本草》《神农本草经》《本草拾遗》《新修本草》等。

④ 前古脉书：亦指唐以前的脉书，如《王叔和脉经》《脉诀》《素女脉诀》等等。

⑤ 《金匮玉函》：《金匮玉函经》，又名《金匮玉函要略》，或《金匮要略》三卷。由汉张机（仲景）撰。

⑥ 《肘后备急》：简称《肘后方》八卷，晋葛洪撰。此书原名《肘后卒救方》，梁朝陶弘景补其阙漏，共集一百零一个方子，所以又称为《肘后百一方》。到了金朝，杨用道又增加方药，名为《附广肘后方》。元世祖至元年间，才开始流传于世。

⑦ 《删繁方》：《隋书·经籍志·医方》载《删繁方》十三卷，谢士泰撰。

⑧ 刘涓子：南朝宋人，著《鬼遗方》五卷，多记载外科治疗方剂。《隋书·经籍志》作《刘涓子鬼遗方》十卷，龚庆宣撰，是后人又扩编的。

⑨ 《五鉴经》：《崇文总目》收录《五鉴论》一卷，《通志·艺文志》作五卷，《五鉴论》或即是《五鉴经》。

⑩ 《千金翼》：卅卷，唐孙思邈撰。

⑪ 《崔氏纂（zuǎn）要》：唐崔知悌撰，十卷。

⑫ 《延年秘录》：十二卷，不著撰人。

⑬ 《正元广利》：正元即贞元，《贞元集要广利方》五卷，唐德宗贞元十二年撰，收方五百八十六首。

⑭ 《外台秘要》：唐朝王焘撰，四十卷。

⑮ 《兵部手集》：兵部尚书李绛所传方，薛弘庆撰，三卷。

梦得^①《传信》之类。凡所派别，无不考理，互相质正，反覆稽参；然后遗文疑义，焕然悉明。书虽是旧，用之惟新，可以济函灵^②，裨^③乃至好生之治；可以传不朽，副主上广爱之心；非徒为太平之文致，寔^④可佐皇极之锡福。校仇既成，缮写伊始，恭以上进，庶备亲览。

太子右赞善大夫臣高保衡

尚书都官员外郎臣孙奇

尚书司封郎中充秘阁校理臣林亿等谨上

【译】古代神农氏尝遍了百种草药，来辨别治疗五脏疾病的苦药和治疗六腑疾病的辛药的药味，到了商朝，伊尹才使汤液药剂完备起来。黄帝想创制九种用途的针具，来医治三阴三阳的疾病，有了大臣岐伯，针砭和灸治的医术才得以完善。由此可见，虽然大圣人有拯救百姓病痛的意愿，还必须等待贤明博学的大臣，或者在他之先这样做了，或者在他之后这样做了，然后圣人的事业，才能永久流传下去。医家的事业，经过神农、黄帝和伊尹、岐伯这二圣二贤的努力才完成了。后世留意医学的人，如果只懂得药理却不懂得灸治，就不能穷尽治疗的办法；如果只懂得灸治却不懂得针治，就不能完全了解经络与脏腑之间表里关系的变化。如能

---

① 梦得：刘禹锡，字梦得，撰《传信方》二卷。

② 函灵：含有灵性之物，指人而言。

③ 裨：补益。

④ 寔（shí）：同"实"。

兼有这圣贤的精妙处，大概就是名医中最优秀的了吧!

唐朝有个叫孙思邈的，人们称他孙真人，他就是这样最好的名医呀!凭着他那上等智慧的才能，抱着造福于时代的志向，当唐太宗李世民治理政治清明的时候，想以此来辅佐他的皇帝完成庇护老百姓的事业。他认为上医的思想和主张，实属圣人的政事而为朝廷各种医官的一种职守。于是，就遵循神农、黄帝传下来的宗旨，发扬岐伯、伊尹的学说，在医学理论上撷取扁鹊的《黄帝八十一难经》;在医治方法上选取仓公的《习禁方》、仲景的《黄素药方》、元化的《绿秩》、葛仙翁的《必效》、胡居士的《经验》、张苗的《本草药对》、叔和的《脉法》、皇甫谧的《三部》、陶隐居的《百一》。此外，还有郭玉、范汪、僧坦、阮炳等人的医学著作，向上追溯到有文字以来，向下到隋朝的当世，或者是医学理论，或者是医治方法，无不采取。就这样集合诸家的秘方要典，摈弃一般说法不足取的地方，编成《备急千金要方》一部书，总共三十卷，其中目录一卷。其中有脏腑的学说、针灸的方法、脉象的辨认、饮食治理的相宜。开头是妇科，其次是儿科，先论脚气，后论中风、伤寒、痈疽、消渴、水肿、七窍的疾病、五石中毒、备急的药方、养性的方法，总篇二百三十二门，合计方论五千三百首，莫不灵验，脏腑、针灸、脉象、食疗等四个方面都具备了。这部书的问世给人们的广思厚泽胜过千金，遗留的医法传至世世代代。

这就使二圣二贤的美意，不埋没于地下，世人可以借近推远，从而了解古代三皇医道的奥妙，这就是孙真人善于传述的功绩啊!

然而，由于世俗崇尚惊险怪异，我们的医学理论纯正，不记述剖腹换心的奇异事情，世人追求直接简略，而医学理论深邃，不是道听途说就能掌握的。因此，学医的人减少了，渐渐地医学书籍也零乱散佚了。因此好的东西不能为世人继承，《备急千金要方》这部医学书籍又断缺不齐，不了解的人把它当作异端邪说而废弃，喜好的人因为有缺漏疑难的地方，便搁置起来不再研究。我们朝廷以好生作为道德，以广爱作为仁政，于是召见儒臣，给这停辍的学术恢复名誉。我们的医术不够渊博精通，而职务专管校核，便请出宫内珍藏的善本书籍，探究《道藏》的别录。并将公家和私人珍藏的各种版本，都几乎搜访到了，才能够订正它的错误，补充它所散失的地方。（校勘时）文字重复的地方加以删削、事理不顺的地方加以整理，按次序编排，以类相聚，用了一个月的工夫，大功告成。但是这部书的体例虽然初立，文义却仍有疑难阻塞的地方。因此，就用它所依据的经典加以订正，采用了如《素问》、《九墟》、《灵枢》《甲乙》、《太素》、《巢源》、诸家《本草》、前古脉书、《金匮玉函》《肘后备急》、谢士泰《删繁方》、刘涓子《鬼遗论》这一类书，凡有关出处，没有不进行研究校对的。还有缺漏的地方，就又溯本穷源，如《五鉴经》《千金翼》《崔氏纂要》《延年秘录》《正元广利》《外台秘要》《兵部手集》、梦得《传信》这一类书，所有派别，无不考证，互相对证，反复比较考察。然后，有遗漏和疑义的地方，得到了解决，内容焕然一新，完全明明白白了。新校订的这部书虽然还是旧书的内容，但经过整理，用起来就如同新的一样，可以用来造福百姓，并对圣贤好生的政治有所补益；可以用来流传不朽，并符合主上广爱的用心，并不是只为粉饰太平，实在为辅佐帝王赐福给百姓。校勘已经完成，缮写也已开始，特恭敬地呈给主上亲自阅览。

太子右赞善大夫臣高保衡
尚书都官员外郎臣孙奇
尚书司封郎中充秘阁校理臣林亿等谨上

序论第一

仲景曰：人体平和，惟须好将养^①，勿妄服药。药势偏有所助^②，令人脏气^③不平，易受外患。夫含气之类^④，未有不资食以存生，而不知食之有成败；百姓日用而不知，水火至近而难识^⑤。余慨其如此，聊因笔墨之暇，撰五味损益食治篇，以启童稚^⑥，庶^⑦勤而行之，有如影响^⑧耳。

河东^⑨卫汛^⑩记曰：扁鹊云人之所依者形也，乱于和气者病也，理于烦毒者药也，济命扶危者医也。安身之本，必资于食；救疾之速，必凭于药。不知食宜者，不足以存生也；

① 将养：调养。

② 药势偏有所助：中医认为药物各有气、味、属性、归经、相反、相忌等药理作用，作用于人体，各有不同。

③ 脏气：统指五脏六腑阴、阳之气。因药势有所偏助，致使阴、阳之气不平衡，则产生疾病。

④ 含气之类：指有生命者。

⑤ 这段话的意思是：饮食对人体有利也有弊，老百姓日常生活中经常服用，如果不能分辨哪些是对身体有益的、哪些是对身体有害的，正像人们日常接触水、火，使用它，离不开它，却不能真正地认识它。

⑥ 童稚：幼稚无知的儿童。这里指一般不了解医学的人。

⑦ 庶：希望。

⑧ 影响：比喻如影之随行，响之应声，立即可以得到效果。

⑨ 河东：通指山西省内黄河以东的地方。秦、汉设置河东郡，唐改为河东道。

⑩ 卫汛：汉朝人，拜张仲景为师，学习医学，有才识，著有《四逆三部厥经》《妇人胎脏经》和《小儿颅囟方》三卷，皆行于当世。囟（xìn），同"凶"。

不明药忌者，不能以除病也。斯之二事，有灵①之所要也，若忽而不学，诚②可悲夫！是故食能排邪③而安脏腑，悦神爽志，以资④血气。若能用食平痾⑤，释情⑥遣疾者，可谓良工。长年饵老之奇法⑦，极养生之术也。

夫为医者当须先洞晓病源，知其所犯，以食治之；食疗不愈，然后命药。药性刚烈，犹若御兵；兵之猛暴，岂容妄发。发用乖宜⑧，损伤处众；药之投疾，殃滥亦然。高平王熙⑨称：食不欲杂，杂则或有所犯；有所犯者，或有所伤；或当时虽无灾苦，积久为人作患。又食噉⑩鲑肴⑪，务令简少，鱼肉、果实，取益人者而食之。凡常饮食，每令节

① 有灵：有生命的人。

② 诚：实在。这里讲人体所依附的是形体，形气平和就没有病，一旦失调，就会产生疾病，便要靠医药来拯救生命，调理脏腑的生理功能。人们靠饮食生存，药物治病，不知道饮食的作用，不足以生活；不知道药物的禁忌，也不能有利于疾病的治愈。所以，这两件事，是我们必须学会的，如果忽视了而不学，实在是可叹惜的。

③ 排邪：排除病邪。

④ 资：滋补。

⑤ 痾（ē）：病也。

⑥ 释情：解除忧愁，保持愉快的心情。

⑦ 长年饵老之奇法：指通过饮食的合理调配摄养，达到祛病延年的较好的方法。

⑧ 乖宜：不适宜。

⑨ 高平王熙：王叔和，名熙，叔和为字，后世多以字称，所以很少知道他原名。

⑩ 噉（dàn）：吃，同"啖"。

⑪ 鲑（guī）肴：泛指一切美味的食品。鲑，一种鱼的名称，身体大，鳞细，肉味极鲜美。

俭，若贪味多餐，临盘大饱，食讫觉腹中彭亨①短气，或致暴疾，仍为霍乱。又夏至以后，迄至秋分，必须慎肥腻、饼臛②、酥油之属，此物与酒浆、瓜果理极相仿。夫在身所以多疾者，皆由春、夏取冷太过，饮食不节故也。又鱼鲙诸腥冷之物，多损于人，断之益善。乳、酪、酥等常食之，令人有筋力、胆干③，肌体润泽。卒多食之，亦令胪胀④、泄利、渐渐自已⑤。

黄帝曰："五味入于口也，各有所走，各有所病。酸走筋，多食酸，令人癃⑥，不知何以然？"少俞⑦曰："酸入胃也，其气涩以收也。上走两焦⑧，两焦之气涩，不能出入，不出即流于胃中，胃中和温，即下注膀胱，膀胱走胞，胞薄以软⑨，得酸则缩卷，约而不通，水道不利，故癃也。阴⑩者

① 彭亨：腹膨大貌。

② 臛（huò）：肉羹。

③ 胆干：指有胆量、有谋略、有见识。

④ 胪（lú）胀：胀满。油腻之物不易消化，食过量，则停滞在胃部，同时还会引起消化不良性肠炎，发生泄泻。

⑤ 自已：自己就能停止。这是讲消化不良性肠炎，胃肠功能逐渐恢复后，泄泻就能停止。已，止。

⑥ 癃（lóng）：小便不通，淋沥而出。

⑦ 少俞：传说为上古时代的名医。

⑧ 两焦：指上焦、中焦，即胸膈、胃脘部位。

⑨ 奭（ruǎn）：同"软"。

⑩ 阴：指前阴，肝经循行部位，肝主筋，诸筋交会于此。

积①筋之所终聚也，故酸入胃，走于筋也。"

"咸走血，多食咸令人渴，何也？"答曰："咸入胃也，其气走中焦，注于诸脉。脉者血之所走也，也咸相得即血凝，凝则胃中汁泣②，汁泣则胃中干渴③。渴则咽路焦，焦故舌干喜渴。血脉者中焦之道也，故咸入胃，走于血④。"

"辛走气，多食辛令人愠⑤心，何也？"答曰："辛入胃也，其气走于上焦，上焦者受使诸气而营诸阳者也⑥。姜、韭之气，重至荣卫⑦，荣卫不时受之，却溜于心下，故愠。愠，痛也。辛者与气俱行，故辛入胃而走气，与气俱出，故气盛也。"

"苦走骨，多食苦，令人变呕，何也？"答曰："苦入胃也，其气燥而涌泄，五谷之气皆不胜苦。苦入下管，下管者三焦之道，皆闭则不通，不通故气变呕也。齿者骨之所终

---

① 积：一本作"精"。

② 汁泣：犹言胃中消化液减少，涩滞不能蠕动。泣，同"涩"。

③ 汁泣则胃中干渴：《甲乙》云："凝则胃中汁注之，注之则胃中竭。"

④ 走于血：皇甫士安云："肾合三焦血脉，虽属肝、心，而为中焦之道，故咸入而走血也。"

⑤ 愠（yùn）：怨，怨恨。在这里作"痛"讲。

⑥ 上焦者受使诸气而营诸阳者也：上焦在胃横膈膜以上，咽喉以下，心、肺在此。肺接受新鲜氧气，结合体内精微物质，化生血液，通过肺动脉传入心脏，再营养全身。动脉血管在人体表，中医认为表为阳，故曰"上焦者受使诸气而营诸阳者也"。

⑦ 荣卫：《灵枢经·荣卫生会篇》曰："谷气入于脏腑，清者为荣，浊者为卫。荣在脉中，卫在脉外。"按现代医学来解释，"荣"略似动脉血液循环系统，"卫"略似静脉血液循环系统。

也①，故苦入胃而走骨，入而复出，齿必黧疎②。”

　　“甘走肉，多食甘，令人恶心③。何也？”答曰：“甘入胃也，其气弱劣，不能上进于上焦，而与谷俱留于胃中，甘入则柔缓，柔缓则蛕④动，蛕动则令人恶心。其气外通于肉，故甘走肉⑤，则肉多粟起而胝⑥。”

　　黄帝问曰：“谷之五味所主可得闻乎⑦？”伯高⑧对曰：“夫食风者则有灵而轻举；食气者则和静而延寿；食谷者则有智而劳神；食草者则愚癡⑨而多力；食肉者则勇猛而多嗔⑩。是以肝木青色宜酸；心火赤色宜苦；脾土黄色宜甘；肺金白色宜辛；肾水黑色宜咸。内为五脏，外主五行⑪，色配五方⑫。”

---

① 齿者骨之所终也：中医认为牙齿是骨骼的外在表现，它反映骨骼的生理、病理状况。

② 黧（lí）疎（shū）：指牙齿黑黄色而且稀疏，齿间缝隙较大。黧，黑里带黄的颜色。

③ 恶心：《灵枢·五味论》作“悗（mèn，同‘闷’）心”，下同。

④ 蛕（huí）：《灵枢·五味论》作“虫”，下同。

⑤ 其气外通于肉，故甘走肉：见《灵枢·五味论》。

⑥ 则肉多粟起而胝：此句文义不明，疑有脱误之文。

⑦ 谷之五味所主可得闻乎：《灵枢·五味》曰：“黄帝曰：‘谷之五味，可得闻乎？’伯高曰：‘谓尽言之。五谷：秔米甘，麻酸，大豆咸，麦苦，黄黍辛。’”

⑧ 伯高：相传古代的名医。

⑨ 癡（chī）：同“痴”。

⑩ 嗔（chēn）：生气。

⑪ 五行：指金、木、土、水、火五种属性。

⑫ 五方：东、西、南、北、中。东方青、西方白、南方赤、北方黑、中央黄色。

五脏所合^①法：肝合筋，其荣^②爪；心合脉，其荣色；脾合肉，其荣唇；肺合皮，其荣毛；肾合骨，其荣发。

五脏不可食忌法：多食酸则皮槁而毛夭；多食苦则筋急而爪枯；多食甘则骨痛而发落；多食辛则肉胝而唇褰；多食咸则脉凝泣而色变^③。

五脏所宜食法：肝病宜食麻、犬肉、李、韭；心病宜食麦、羊肉、杏、薤；脾病宜食稗米、牛肉、枣、葵；肺病宜食黄黍、鸡肉、桃、葱；肾病宜食大豆黄卷、豕肉、栗、藿^④。

五味动病法：酸走筋，筋病勿食酸；苦走骨，骨病勿食苦；甘走肉，肉病勿食甘；辛走气，气病勿食辛；咸走血，血病勿食咸。

五味所配法：米饭甘^⑤，麻酸^⑥，大豆咸，麦苦，黄黍辛，枣甘，李酸，栗咸，杏苦，桃辛，牛甘，犬酸，豕咸，羊苦，鸡辛，葵甘，韭酸，藿咸，薤苦，葱辛。

五脏病五味对治法：肝苦急，急食甘以缓之；肝欲散，

---

① 合：配合。

② 荣：通"营"。

③ 这一段的内容是中医的传统说法。唇褰（qiān），唇翻的意思。

④ 《千金方》原文下有夹行，注云："《素问》云：肝色青，宜食甘，粳米、牛肉、枣、葵皆甘；心色赤，宜食酸，小豆、犬肉、李、韭皆酸；肺色白，宜食苦，麦、羊肉、杏、薤皆苦；脾色黄，宜食咸，大豆、豕肉、栗、藿皆咸；肾色黑，宜食辛，黄黍、鸡肉、桃、葱皆辛。"

⑤ 米饭甘：《千金方》下注云："《素问》云：粳米甘。"

⑥ 麻酸：《千金方》下注云："《素问》云：小豆酸。"

急食辛以散之；用酸泻之，禁当风。心苦缓，急食酸以收之；心欲耎，急食咸以耎之；用甘泻之，禁温食厚衣。脾苦湿，急食苦以燥之；脾欲缓，急食甘以缓之；用苦泻之，禁温食饱食，湿地濡衣。肺苦气上逆息者，急食苦以泄之；肺欲收，急食酸以收之，用辛泻之；禁无寒饮食、寒衣。肾苦燥，急食辛以润之，开腠理①，润致津液通气也；肾欲坚，急食苦以结之，用咸泻之，无犯焠㶽②，无热衣温食。③

是以毒药攻邪④，五谷为养，五肉为益，五果为助，五菜为充。精以食气，气养精以荣色；形以食味，味养形以生力，此之谓也。

神脏有五，五五二十五种；形脏有四方、四时、四季、四肢，共为五九四十五，以此辅神，可长生久视也。

精顺五气以为灵也，若食气相恶则伤精也；形受味以成也，若食味不调，则损形也。是以圣人先用食禁以存性，后制药以防命也，故形不足者，温之以气；精不足者，补之以味，气味温补，以存形精⑤。

---

① 腠（còu）理：肌肉的纹理。

② 焠（cuì）㶽（āi）：烧热，灼热。

③ 以上数语是中医的传统说法，见于《素问•脏气法时论》和《素问•宣明五气篇》，字句稍有异同。从现代医学来分析，缺乏科学性，仅可参考。

④ 邪：指病邪。

⑤ 此段言人的形体、精神均靠饮食化生而来，所以有先知的人用饮食调养身体，防止疾病；有了疾病以后，才配制药品，来进行治疗，挽救生命。在这一点上，就是把食疗放在首位的。

岐伯云：阳为气，阴为味。味归形，形归气，气归精，精归化。精食气，形食味，化生精。气生形，味伤形，气伤精，精化为气，气伤于味。阴味出下窍①，阳气出上窍②。味厚者为阴，味薄者为阴之阳；气厚者为阳，气薄者为阳之阴。味厚则泄，薄则通流；气薄则发泄，厚则祕塞③。壮火④之气衰，少火⑤之气壮，壮火食气，气食少火，壮火散气，少火生气。味辛、甘，发散为阳；酸、苦，涌泄为阴。阴胜则阳病，阳胜则阴病，阴阳调和，人则平安。

春七十二日，省⑥酸增甘，以养脾气；夏七十二日，省苦增辛，以养肺气；秋七十二日，省辛增酸，以养肝气；冬七十二日，省咸增苦，以养心气；季月各十八日，省甘增咸，以养肾气。

【译】（略）

---

① 下窍：指前、后二阴。

② 上窍：指眼、耳、口、鼻。

③ 祕（mì）塞：《素问》作"发热"。

④ 壮火：气味太厚而生的火，名为壮火。此句见《素问·阴阳应象大论》。

⑤ 少火：气味温和而产生的内火，名曰少火。是与壮火相对而言的。此句亦见于《素问·阴阳应象大论》。

⑥ 省：通"损"。中医认为春属肝木，夏为心火，季夏为脾土，秋为肺金，冬为肾水；用五行相克的观点来排列，就是：木克土、土克水、水克火、火克金。春天肝木旺盛，减损肝气，以防过旺伤及脾土；或者增益脾气，以防肝木相克过度，这都是调养肝、脾二脏的方法，所以春季"省酸增甘，以养脾气"，以下可以类推而知。

果实第二

槟榔①

槟榔：味辛，温，涩，无毒②。消谷逐水③；除淡澼④；杀三虫，去伏尸⑤；治寸白⑥。

【译】（略，下同）

豆蔻⑦

蔻：味辛，温，涩，无毒。温中⑧，主心腹痛，止吐

---

① 槟榔：为棕榈科植物槟榔的种子，圆锥形或扁圆球形。黄棕色，表面有较浅的网形凸纹，质坚硬。古籍中又名仁频、宾门、大腹子、橄榄子、洗瘴（zhàng）丹等。内含生物碱、脂肪、槟榔油、缩合鞣（róu）质等成分。

② 味辛，温，涩，无毒：指槟榔味辛、濇，性属温，没有毒性。

③ 消谷逐水：指消化五谷，驱逐水气。中医认为槟榔有理气活血，消食逐水，化痰积血癖、除瘴气的作用。

④ 淡澼（pì）：痰癖。中医认为痰是人体气血不和，外感风、寒、湿、热邪，或内有所伤，致使腑津液壅滞结成痰涎、痰核。癖，是一种病症，多因为饮食起居不节，损伤了脾胃，或强力过劳，亏损精血，邪冷之气抟结不散，潜藏在两胁间，时时胀痛，病人感觉有实物，抚摸它，并不见肿块。槟榔味辛、苦，能散结下泄破滞，所以能疗此症。

⑤ 杀三虫，去伏尸：指三尸虫。我国道教认为人体内有三尸虫，又名三彭。上尸虫伐人眼目，居人头，令人头晕，多欲望；中尸虫伐人五脏，居人腹，令人好食；下尸虫伐人脾肾，居人足，令人好色喜杀。槟榔有杀虫的作用，所以使用它。三尸虫之说纯属迷信之谈，不足信。

⑥ 寸白：寸白虫，现代医学称为蛲虫、线虫。

⑦ 蔻：豆蔻，古籍中又名多骨、壳蔻。为姜科植物白豆蔻的果实。圆球形，外皮黄白色，内含种子20～30粒，暗棕色或灰棕色，质坚硬。主要含挥发油，气味芳香。

⑧ 温中：指有温暖胸腹部脏器的作用。中，即指身体胸膈、腹等部位。

呕，去口气臭①。

蒲桃②

蒲桃：味甘、辛，平，无毒。主筋骨湿痹；益气，倍力，强志，令人肥健，耐饥，忍风寒。久食轻身不老，延年。治肠间水，调中。可作酒，常饮益人。逐水，利小便③。

覆盆子④

覆盆子：味甘、辛，平，无毒。益气、轻身、令发不白⑤。

大枣⑥

大枣：味甘、辛，热，滑，无毒。主心腹邪气⑦，安

---

① 这里指豆蔻药性辛温香窜、温中行气，所以能止心腹冷痛；调和脾胃，降逆除满，能止呕吐；在口腔中咀嚼，可以除口臭。

② 蒲桃：葡萄，又名草龙珠、山葫芦，为葡萄科植物葡萄的果实。内含葡萄糖、果糖、蔗糖、木糖、苹果酸、柠檬酸、草酸、蛋白质、维生素、核黄素、胡萝卜素，以及钙、磷、铁等成分。

③ 中医认为葡萄入肺、脾、肾经，能补气血，增智慧，调中，长气力，耐饥寒，使人肥健，强筋骨，能通利水道，治淋病，利小便，所以有这些食治的作用。

④ 覆盆子：为蔷薇科植物掌叶覆盆子、插田泡的未成熟的果实。含有少量的维生素C、糖类、有机酸。

⑤ 覆盆子味甘、辛，性平，入肝、肾二经，有安五脏，养精气，补肝、肾，止遗精，添精补髓的作用。《本草经疏》说："覆盆子，其主益气者，言益精气也。肾藏精，肾纳气，精气充足，则身自轻，发不白也。"

⑥ 大枣：为鼠李科植物枣的成熟果实，又名刺枣、红枣、美枣、良枣。内含蛋白质、糖类、维生素A、维生素 B_2、维生素C、黏液质、有机酸以及微量钙、磷、铁等成分。动物实验表明大枣具有保护肝脏、增强肌力、增加体重的功效。

⑦ 主心腹邪气：指大枣能补脾和胃、益气养血、除心和腹间邪气作痛。

中养脾气，助十二经①，平胃气；通九窍②；补少气，少津液③，身中不足；大惊④；四肢重⑤；可和百药⑥，补中益气，强志，除烦闷，心下悬⑦，治肠澼⑧。久服轻身，长年不饥，神仙。

生枣

生枣：味甘、辛。多食令人热渴，气胀。若寒热羸瘦者，弥不可食，伤人。

藕实⑨

藕实：味苦、甘，寒，无毒。食之令人心欢，止渴，去热；补中养神，益气力，除百病。久服轻身，耐老，不饥，

① 十二经：中医所谓手太阴肺经、手少阴心经、手厥阴心包经、手太阳小肠经、手少阳三焦经、手阳明大肠经；足太阴脾经、足少阴肾经、足厥阴肝经、足太阳膀胱经、足少阳胆经、足阳明胃经。经脉直相衔接，运行气血于全身。

② 九窍：指口、耳、目、鼻及前后二阴。

③ 补少气，少津液：原文作"补少气津液"，文义不明。

④ 大惊：指因气血不足，不能濡养脏腑、筋脉，而引起的心悸、怔忡、惊恐，四肢抽搐、颤抖等症。

⑤ 四肢重：大枣入脾、胃二经，脾主气血，主四肢。气血虚损，四肢关节得不到濡养，则有沉重感，甚至有浮肿的现象。

⑥ 可和百药：大枣味甘、性温、平，没有任何副作用，在药剂中有调谐各种药品之间的作用。应注意在补剂中不宜多用，以防止滋腻，临床一般为3～5枚。

⑦ 心下悬：积水成饮，留于胸胁下，咳嗽疼痛，有时呕吐，临床可用十枣汤治疗。

⑧ 肠澼：肠炎泻泄，水泄溏便。

⑨ 藕实：莲子，为睡莲科植物莲的果实或种子。《尔雅》名薂（xí）；《神农本草经》名藕实、水芝丹；崔豹《古今注》名芙蓉、水芝。内含多量淀粉、蛋白质和脂肪、棉子糖、碳水化合物以及钙、磷、铁等成分。莲子入心、脾、肾经，有补中益气、养心肾、健脾胃、固精止泻、安神、利十二经血气等作用。

延年。一名水芝。生根^①寒，止热渴，破留血。

鸡头实^②

鸡头实：味甘，平，无毒。主湿痹，腰脊膝痛；补中；除暴疾；益精气，强志意，耳目聪明。久服轻身，不饥，耐老，神仙。

芰实^③

芰实：味甘、辛，平，无毒。安中，补五脏；不饥，轻身。一名菱^④。

黄帝云：七月勿食生菱芰，作蛲虫^⑤。

---

① 生根：指藕，生者甘、寒，有凉血、止血、除热、散瘀、解烦渴的作用，所以能破除瘀留的血。

② 鸡头实：芡实，又名芡（wěi）子、卵菱、雁喙实等，为睡莲科植物芡的成熟种仁。圆球形，质坚硬而脆，种子内含大量淀粉、蛋白质、脂肪、灰分、核黄素，以及碳水化合物、粗纤维、维生素C、胡萝卜素及少量的钙、磷、铁、硫胺素、尼克酸等成分。芡实味甘、平，有补脾利湿的作用；味涩可以固肾精，止泻泄、遗精、带下，入脾、肾二经，营养丰富，所以有上述的功能。

③ 芰（jì）实：菱角，又名水菱、芰、水栗、沙角等。为菱科植物菱的果肉。含有丰富的淀粉、蛋白质、葡萄糖等。生食它可以清暑解热、除烦止渴；熟食可以健脾、益气、安中，还可以充饥。

④ 菱：见于《名医别录》。

⑤ 蛲（náo）虫：寄生在大肠里的一种蠕形动物，长约一厘米，白色，纺锤形，常爬出肛门，多由水或食物进入人体。这里指生食不洁净，有寄生虫卵传入腹内。

栗子①

栗子：味咸，温，无毒。益气，厚肠胃，补肾气，令人耐饥。生食之，甚治腰脚不遂。

樱桃②

樱桃：味甘，平，涩。调中益气。可多食，令人好颜色，美志性。

橘柚③

橘柚：味辛，温，无毒。主胸中瘕满④，逆气，利水谷，下气，止呕咳；除膀胱留热，停水，破五淋，利小便；治脾不能消谷，却胸中⑤，吐逆霍乱，止泻利，去寸白。久服去口臭，下气，通神，轻身，长年。一名橘皮，陈久者良。

---

① 栗子：为壳斗科植物栗的种仁，又名瑰栗、板栗、槷（zhèn）子、庵（yǎn）子、凤栗等。种仁中含有蛋白质、脂肪、淀粉、灰分、碳水化合物、维生素 B 以及脂肪酶等成分。中医认为栗子入脾、胃、肾经，有补肾强筋、健脾养胃的作用。早在唐朝即有把生栗子风干，每日食之，治疗肾虚、腰膝无力的记载，但也不能多食，以免消化不良。

② 樱桃：又名含桃、荆桃、朱樱、樱珠，为蔷薇科植物樱桃的果实，味甜可口。

③ 橘柚：《神农本草经》云"一名橘皮"，实际上，橘、柚的皮是有区别的。苏恭云："柚之皮厚味甘，不似桔皮味辛苦，其肉亦如桔，有甘、有酸。"孔安国云："小曰桔，大曰柚，皆为柑也。"历来医家多用橘皮入药，"橘柚"的名称也不用了。橘皮有理气和胃、调中化痰、降逆气、止呕吐、消胀满、去水湿的作用，入药以陈久橘皮辛辣之气稍和为佳。

④ 瘕（jiǎ）满：《神农本草经》作"瘕热"。皮有理气消食的作用，对胃气壅滞、饮食不消的症状尤有疗效，所以作"瘕满"较好。

⑤ 却胸中：《名医别录》作"气冲胸中"。

津符子①

津符子：味苦，平，滑。多食令人口爽，不知五味。

梅实②

梅实：味酸，平，涩，无毒。下气，除热烦满，安心；止肢体痛，偏枯不仁，死肌，去青黑志，恶疾③；止下痢；好唾口干；利筋脉。多食坏人齿④。

柿⑤

柿：味甘，寒，涩，无毒。通鼻、耳气⑥，主肠澼不

---

① 津符子：山果类植物的一种，它的果实可供药用。多产于缅甸。有安五脏、益心血、止渴生津的作用。

② 梅实：乌梅。又名熏梅、春梅。为蔷薇科植物梅的干燥未成熟果实。内含苹果酸、柠檬酸、琥珀酸等多样酸类物质以及谷甾醇、碳水化合物等成分。有抗葡萄球菌、白喉和类白喉杆菌、炭疽杆菌等细菌的作用，可以治疗细菌性痢疾、肠炎及钩虫、蛔虫病。

③ 恶疾：于文义不明。《神农本草经》作"恶肉"，即指坏死的肌肉。乌梅酸涩，中医外科多用它捣烂外敷除治疣、疖（jiē），作"恶肉"，于义明了。今应当改正。

④《本草经疏》引《经》曰："乌梅味酸，能敛浮热，能吸气归元，故主下气、除热烦满及安心也。下痢者，大肠虚脱也；好唾口干者，虚火上炎，津液不足也；酸能敛虚火，化津液，固肠脱，所以主之也。其主肢体痛，偏枯不仁者，盖因湿气浸于经络，则筋脉弛纵，或疼痛不仁；肝主筋，酸入肝而养筋，肝得所养，则骨正筋柔，机关通利而前证除矣。"《本草求真》曰："乌梅，酸涩而温……入虫则伏，入于死肌、恶肉、恶痣则除，刺入肉中则拔。"

⑤ 柿：为柿科植物柿的果实，内含葡萄糖、果糖、蔗糖、碘等成分，未熟果实还含有鞣质。有润肺、止渴、清热凉血的作用。

⑥ 通鼻、耳气：中医认为柿入心、肺、大肠经，肺开窍于鼻，肾开窍于耳，二脏有火上炎，则窍闭不通。柿甘、寒，能清热，火热下行，则二窍自然清利通气。

足^①，及火疮、金疮止痛。

木瓜实^②

　　木瓜实：味酸、咸，温，涩，无毒。主湿痹气^③，霍乱大吐下后脚转筋不止^④。其生树皮无毒，亦可煮用。

榧实^⑤

　　榧实：味甘，平，涩，无毒。主五痔^⑥，去三虫^⑦，杀蛊毒^⑧、鬼疰恶毒^⑨。

---

① 不足：因为泄泻不止，造成中气不足。孟诜《食性本草》曰："柿主补虚劳不足"，故用之。

② 木瓜实：木瓜，又名楙（mào）、铁脚梨。为蔷薇科植物贴梗海棠的果实。内含维生素C、鞣质、皂甙、苹果酸、酒石酸、柠檬酸等成分。有调营卫、强筋骨、平肝和胃、去湿舒筋、消水肿、利湿的作用。

③ 主湿痹（bì）气：《名医别录》作"主湿痹邪气"。今应补"邪"字。

④ 霍乱大吐下后脚转筋不止：这个病症中医认为暑湿伤人，发生霍乱，大吐泻后，脾胃元气大伤，津液亏损不能濡养筋脉，以致肝风内动、脚转筋不止，食用木瓜有调营卫、助谷气、除湿热、舒筋活血的功效。

⑤ 榧（fěi）实：榧子，又名彼子、赤果、玉榧、玉山果、野杉等。为红豆杉科植物榧的种子，内含脂肪油、草酸、葡萄糖、多糖、挥发油及鞣质等成分。它的功用以杀虫为主，兼可消积滞、润肠燥。

⑥ 五痔：牡痔、牝痔、肠痔、脉痔、血痔。

⑦ 三虫：三尸虫。

⑧ 蛊（gǔ）毒：蛊病，由感受风邪、日久不治、聚积于下焦，以致亏蚀真阴、化为白浊下注。

⑨ 鬼疰（zhù）恶毒：这是封建迷信所说的一种病症。

甘蔗①

甘蔗：味甘，平，涩，无毒。下气和中，补脾气，利大肠，止渴，去烦，解酒毒。

㮌枣②

㮌枣：味苦，冷，涩，无毒。多食动宿病，益冷气，发欬嗽。

芋③

芋：味辛，平，滑，有毒。宽肠胃、充肌肤，滑中④。一名土芝⑤，不可多食，动宿冷。

① 甘蔗：又名薯蔗、竿蔗、糖梗、接肠草等，为禾本科植物甘蔗的茎秆，可食部分中含有丰富的水分、糖分及蛋白质、脂肪、碳水化合物、多种维生素等成分。有下气和中、清热生津、消痰止渴、解酒毒、除心烦满、润燥通便的作用。

② 㮌枣：㮌作"梗（ruǎn）"，又同"软"。古籍名：樱（yīng）枣、软枣、小柿、牛奶柿、丁香柿、红蓝枣等。为柿科植物君迁子的果实。有消渴、去烦热、镇心的作用。《本草纲目》曰："君迁之名，始见于左思《吴都赋》，而著其状于刘欣期《交州记》……梗枣，其形似枣而软也。"又曰："君迁，其木类柿而叶长，但结实小而长，状如牛奶，干熟则紫黑色。"

③ 芋：又名芋奶，芋艿、芋魁、蹲鸱，为天南星科植物芋的块茎，含淀粉、蛋白质、脂类、灰分、维生素A、维生素C及钙、磷、铁等成分。

④ 中：指中焦，即脾、胃部分，芋有通便润肠的作用。

⑤ 土芝：见《名医别录》。

乌芋 ①

乌芋：味苦、甘，微寒，滑，无毒。主消渴、瘅热②；益气。一名藉菇③，一名水萍④，三月采。

杏核人 ⑤

杏核人：味甘、苦，温，冷而利⑥，有毒。主欬逆上气；肠中雷鸣；喉痹⑦；下气；产乳金疮⑧，寒心奔狱⑨，惊痫，心下烦热；风气去来，时行头痛，解肌，消心下急；杀狗毒。五月采之。其一核两人者害人，宜去之。杏实⑩尚

① 乌芋：荸荠，又名凫（fú）茈（cí）、芧（zuò）菇、水芋、乌茨、荸（bó）脐、马蹄等，为莎草科植物荸荠的球茎。含有丰富的水分、淀粉、蛋白质、脂肪、灰分。此外，还含有一种不耐热的抗菌成分荸荠英，对金黄色葡萄球菌、大肠杆菌及产气杆菌均有抑制作用。

② 瘅（dàn）热：为一种病症。是由于胃肠间津液损耗较多，而产生发热、口中焦渴的症状。

③ 藉菇：见《名医别录》。

④ 水萍：同上。

⑤ 杏核人：杏仁，又名木落子，为蔷薇科植物杏或山杏等味苦的干燥种子。人，同"仁"。

⑥ 冷而利：杏仁内含杏仁油，有润肠通便的作用。

⑦ 喉痹（bì）：喉中闭塞不通，咽喉肿痛，而赤腮肿，甚至项外漫肿，喉中有块，汤水难下，语言不出。

⑧ 产乳金疮：妇女产后恶露不尽、流滞经络，或气血虚弱、荣气不足，以致发生疮疡，多见于四肢、胸胁火热赤痛、溃腐成脓。

⑨ 寒心奔狱（tún）：狱又作"豚"。多由于肾气不足，而受寒邪，以致肾脏积气上冲心腹，宛如奔走的小猪一样。

⑩ 杏实：杏子，内含柠檬酸、苹果酸、绿原酸类、鞣质等成分。有生津止渴、润肺定喘的作用。

生，味极酸，其中核犹未鞕者①，采之暴干食之，甚止渴，去冷热毒。

扁鹊云："杏人不可久服，令人目盲、眉发落，动一切宿病。"

桃核人②

桃核人：味苦、甘、辛，平，无毒。破瘀血，血闭瘕③，邪气，杀小虫，治欬逆上气，消心下鞕④，除卒暴声血⑤，破症瘕，通月水⑥，止心痛⑦。七月采。凡一切果核中有两人者并害人，不在用。其实⑧味酸，无毒，多食令人有热。

---

① 未鞕（yìng）者：没有成熟而发软的（杏核）。鞕，坚实的意思。

② 桃核人：桃仁，为蔷薇科植物桃或山桃的种子，内含苦杏仁甙、脂肪油、挥发油等成分，油中主要含油酸甘油酯和少量亚油酸甘油酯等。有活血化瘀、除痰止嗽、润燥滑肠的作用。

③ 血闭瘕：《神农本草经》作"血闭症瘕"即现代所言的妇科肿物。于文义较明，今补"症"字。

④ 消心下鞕：《名医别录》作"消心下坚"。

⑤ 除卒暴声血：《名医别录》作"除卒暴击血"。

⑥ 通月水：《名医别录》作"通脉"。桃仁有活血去瘀的作用，"通月水""通脉"，两义均可。

⑦ 止心痛：《名医别录》作"止痛"。

⑧ 其实：指桃实，亦即桃子，果实内含蛋白质、脂肪、碳水化合物、粗纤维、灰分、维生素 B_2、维生素 C 及钙、磷、铁、胡萝卜素、硫胺素、尼克酸等成分。此外，还含挥发油、有机酸、柠檬酸、苹果酸等，糖类中含果糖、蔗糖、葡萄糖、木糖等，营养相当丰富，有生津、止渴、活血、消积、润肠的作用。

黄帝云："饱食桃入水浴，成淋病①。"

李核人②

李核人：味苦，平，无毒。主僵仆跻③，瘀血骨痛。

实④：味苦、酸，微湿，涩，无毒。除固热，调中，宜心⑤，不可多食，令人虚。

黄帝云："李子不可和白蜜食，蚀人五内。"

梨⑥

梨：味甘、微酸，寒，涩，有毒。除客热气⑦，止心烦。不可多食，令人寒中。金疮、产妇勿食，令人萎困、寒中。

---

① 成淋病：淋病的临床症状为小便淋漓而出，伴有胀疼、腰疼、腰酸，甚至有高烧、尿血等症状。西医诊断多为泌尿系感染，中医分为劳淋、血淋、气淋、石淋（相当于尿结石）、沙淋、膏淋、冷淋、热淋、老人淋、妊娠淋、产后淋等种类。

② 李核人：李子仁，为蔷薇科植物李的种子，含油脂丰富，具油香气，有活血化瘀、润肠通便、利湿下水的作用。

③ 僵仆跻：一本作"僵仆折"。

④ 实：李子，又名嘉庆子。含有天门冬素、谷酰胺、甘氨酸等及多种酸类成分。具有生津止渴、活血、消水治虚热的作用。

⑤ 宜心：一本作"肝病宜食"，于文义较明。

⑥ 梨：又名快果、果宗、玉乳、蜜父，主要为蔷薇科植物白梨、沙梨、秋子梨等栽培种的果实。沙梨果实苹果酸、柠檬酸、葡萄糖、果糖、蔗糖等成分；白梨果实含果糖、蔗糖等成分。有生津止渴、清热化痰、除烦、通便的作用。

⑦ 除客热气：元气不足，邪气内侵，叫作"客"。瘀而化热，叫作"客热气"。

林檎①

林檎：味酸、苦，平，涩，无毒。止渴、好睡②。不可多食，令人百脉弱。

奈子③

奈子：味酸、苦，寒，涩，无毒。耐饥、益心气。不可多食，令人肺胀④。久病人食之，病尤甚。

安石榴⑤

安石榴：味甘、酸，涩，无毒。止咽燥渴。不可多食，损人肺。

枇杷叶⑥

枇杷叶：味苦，平，无毒。主哕不止⑦，下气。正尔削

---

① 林檎（qín）：又名来禽、文林果、朱奈（nài）、联珠果、花红果、沙果、蜜果等。为蔷薇科植物林檎的果实。有止渴、化滞、涩精的作用。

② 唾：《开宝本草》"唾"作"睡"。

③ 奈子：又名奈、频婆、平波、天然子、超凡子，即今所谓苹果。为蔷薇科植物苹果的果实。内含碳水化合物，其中大部分是糖，如蔗糖、还原糖，还含有苹果酸、奎宁酸、柠檬酸等成分。有生津止渴、润肺除痰、补中焦诸气不足、解暑祛烦、醒酒的作用。

④ 肺胀：心腹俱胀。

⑤ 安石榴：又名丹若、金庞、安息榴、海石溜等名，为石榴科植物石榴的果实。其味酸的果实又名酸石榴，有生津止渴的作用，有治滑泻、崩漏、带下、小便不禁等功效。

⑥ 枇杷叶：为蔷薇科植物枇杷的种子，含挥发油、苦杏仁式、熊果酸、酒石酸、柠檬酸、苹果酸、维生素B、维生素C、鞣质和山梨糖醇等成分。服用枇杷叶时，先刷去叶上的细绒毛，用水洗净。枇杷叶有清肺、安胃、降气化痰、润心肺、养肝肾的作用。后来多用它的糖浆制剂治疗慢性气管炎。

⑦ 主哕（yuē）不止：《名医别录》作"主卒哕不止"，是临床一种病症。

取生树皮嚼之①，少少咽汁亦可，煮汁冷服之，大佳。

胡桃②

胡桃：味甘，冷，涩，无毒。不可多食，动痰饮，令人恶心，吐水、吐食③。

---

① 正尔削取生树皮嚼之：生树皮，药名为枇杷木白皮，为枇杷树干的韧皮部，有安和胃气、降逆止吐的作用。

② 胡桃：又名羌桃、核桃、万岁子等，为胡桃科植物胡桃的种仁。内含丰富的脂肪油，高达40%～50%，其中主要成分是亚油酸甘油酯，混有少量亚麻酸及油酸甘油酯；另含有碳水化合物、蛋白质、胡萝卜素、维生素 B_2 和钙、铁、磷等成分。有利肾养肝、温肺定喘、固精、润肠、强阳事、黑须发等作用。

③ 吐水、吐食：李时珍《本草纲目》曰："胡桃仁，味甘，气热，皮涩，肉润，孙真人言其冷滑，误矣。近世医方，用治痰气喘嗽、醋心后疬（lì）风诸病，而酒家往往醉后嗜之。则食多吐水、吐食、脱眉，及酒同食咯（kǎ）血之说，亦未必尽然也。但胡桃性热，能入肾、肺，惟虚寒者宜之，而痰火积热者，不宜多食耳。"

菜蔬第三

枸杞叶①

枸杞叶：味苦，平，涩，无毒。补虚羸②，益精髓。谚云："去家千里勿食萝摩③、枸杞。"此则言强阳道、资阴气④速疾也。

【译】（略，下同）

萝摩

萝摩：味甘，平。一名苦丸⑤。无毒。其叶厚大，作藤，生摘之，有白汁出。人家多种，亦可生噉，亦可蒸、煮食之。补益与枸杞叶同。

瓜子⑥

瓜子：味甘，平，寒，无毒。令人光泽，好颜色，益

---

① 枸杞叶：又名地仙苗、甜菜、天精草等名。为茄科植物枸杞或宁夏枸杞等枸杞的嫩茎叶。入心、肺、脾、肾四经。有补五劳七伤、益筋骨、壮心气、祛风明目、清热除烦、安心神等作用。

② 虚羸（léi）：虚弱瘦顿的样子。

③ 萝摩：一作"萝藦（mó）"，又名芄（wán）兰、雚（guàn）、雀瓢、熏桑、鸡肠、白环藤、羊角菜、婆婆针扎儿、奶浆草等。为萝藦科植物萝藦的全草或根。此处所用的萝藦叶，含妊烯类甙，其乳白色汁液中含有蛋白酶，有补虚劳、益精气、壮阳事的功能。

④ 强阳道、资阴气：指枸杞叶、萝摩有壮阳气、兴阳事（即促进性功能）的作用。

⑤ 苦丸：见于陶弘景所言。

⑥ 瓜子：又名瓜瓣、瓜犀、冬瓜仁、瓜练子等，为葫芦科植物冬瓜的种子，内含皂甙、脂肪、尿素、瓜氨酸等成分。有开胃益气、润肺化痰、消痈（yōng）利水的作用。

气，不饥，久服轻身耐老；又除胸满心不乐①；久食寒中。可作面脂②。一名水芝③，一名白瓜子，即冬瓜人也。八月采④。

白冬瓜⑤

白冬瓜：味甘，微寒，无毒。除少腹水胀⑥，利小便、止消渴⑦。

凡瓜味甘，寒，滑、无毒。去渴，多食令阴下痒湿生疮，发黄疸。

黄帝云："九月勿食被霜瓜，向冬发寒热及温病。"初食时即令人欲吐也，食竟，心内作停水，不能自消，或为反胃。凡瓜入水沈者，食之得冷病，终身不差。

越瓜⑧

越瓜：味甘，平，无毒。不可多食，益肠胃。

---

① 胸满心不乐：《名医别录》作"主烦满不乐"。

② 面脂：古医籍记载瓜子外用煎水洗或研膏涂敷，有去皮肤风剥黑䵟（gǎn）、润肌肤、治酒渣鼻等功能。

③ 水芝：与藕实莲子同名，但不是同种实物。《神农本草经》谓"冬瓜"为"水芝"，不是指冬瓜仁、白瓜子，这一句话应移下到"白冬瓜"句后，详见"白冬瓜"注解。

④ 八月采：《本草图经》曰："白瓜子，入药须霜后合取。"即此意。

⑤ 白冬瓜：又名白瓜、水芝、蔬、蔬拒、地芝、濮瓜、枕瓜等。内含蛋白质、粗纤维、糖、灰分、维生素、胡萝卜素、硫胺素、尼克酸以及钙、铁、磷等成分。有利水、清热、解毒、祛痰、养胃生津、止渴的作用。

⑥ 除少腹水胀：《名医别录》作"主治小腹水胀"。

⑦ 止消渴：《名医别录》无"消"字。

⑧ 越瓜：菜瓜，又名稍瓜、生瓜、白瓜。为葫芦科植物越瓜的果实。有利小便、解热毒、治烦热口渴的作用。

胡瓜①

胡瓜：味甘，寒，有毒。不可多食，动寒热，多疟病，积瘀血热。

早青瓜

早青瓜：味甘，寒，无毒。食之去热烦。不可久食，令人多忘。

冬葵子②

冬葵子：味甘，寒，无毒。主五脏六腑寒热羸瘦，破五淋③，利小便；妇人乳难，血闭④。久服坚骨，长肌肉，轻身延年。十二月采叶⑤，甘，寒，滑，无毒。宜脾，久食利胃气；其心伤人，百药忌食心，心有毒⑥。黄帝云："霜葵陈

① 胡瓜：黄瓜的原名。又名王瓜、刺瓜。为胡芦科植物黄瓜的果实，内含葡萄糖、甘露糖、果糖、半乳糖等多种糖类；以及芸香苷、异槲（hú）皮苷、精氨酸等葡萄糖苷等苷类。此外，还含有咖啡酸、绿原酸、多种游离氨基酸、维生素、挥发油等成分。黄瓜头部多苦味，是因为含有葫芦素A、B、C、D的缘故。有除热、利水、解毒、治烦渴及咽喉肿痛等作用。

② 冬葵子：又名葵籽、葵菜籽，为锦葵科植物冬葵的种子，呈圆形扁平的瓣状，或微呈肾形，质坚硬，种子内含脂肪油、糖类、淀粉和蛋白质等。有补五脏六腑、消水通便、下乳汁的作用。

③ 破五淋：《神农本草经》作"五癃"。淋、癃病症相似。

④ 血闭：《名医别录》作"内闭"。

⑤ 采叶：冬葵叶又名冬葵苗叶、冬苋菜、芪菜巴巴叶等。为锦葵科植物冬葵的嫩苗或叶，内含黏液质，有清热解毒、通便利尿、解金疮丹毒的作用。

⑥ 心有毒：《重修证和证类本草》卷二十七作"叶为百菜主，其心伤人"。

者生食之，动五种流饮^①，饮盛则吐水。"凡葵菜和鲤鱼鲊食之害人。四季之月土王时，勿食生葵菜，令人饮食不化，发宿病。

苋菜实^②

苋菜实：味甘，寒，涩，无毒。主青盲，白翳^③、明目；除邪气；利大小便，去寒热，杀蛔虫。久服益气力，不饥，轻身。一名马苋，一名莫实^④，即马齿苋菜也。治反花疮^⑤。

① 流饮：由于体内水湿停积，不能及时排泄，脾脏功能减弱，以致周身水肿，小便不利。有痰饮、悬饮、溢饮、支饮、伏饮五种。

② 苋菜实：苋子，又名苋菜子。为苋科植物苋的种子，黑褐色，近于扁圆形，两面凸，平滑有光泽。有清肝明目、通利二便、清热凉血的作用。《蜀本草》曰："《本草图经》说有赤苋、白苋、人苋、马苋、紫苋、五色苋，凡六种，惟人、白二苋实入药用。"《本草纲目》曰："苋实与青葙（xiāng）子同类异种，故其治目之功，亦相仿佛也。"

③ 白翳（yì）：中医指眼球角膜病变后留下的瘢痕，能影响视力。

④ 一名马苋，一名莫实：为马齿苋菜，又名五行草、马齿龙芽、长命菜、安乐菜、蚂蚁菜等，为马齿苋科植物马齿苋的全草。全草含多量氯化钾、硫酸钾等钾盐，去甲基肾上腺素、苹果酸、柠檬酸、谷氨酸、蔗糖、葡萄糖、果糖等。此外还含有蛋白质、脂肪、粗纤维、维生素、胡萝卜素、尼克酸、核黄素以及铁、磷、钙等成分。入肝、脾、大肠经，味酸、寒、无毒，有清热解毒、凉血止血、散血消肿的作用。

⑤ 反花疮：又名翻花疮。由于肝经有热，肝气亢进，血燥引起疮面溃疡，努肉自疮口突出，形状如菌子，上大下小，愈努愈翻，虽然不大痛痒，但一不小心，有所碰触，就流血不止，久则身体亏损。宋《太平圣惠方》中记载治翻花疮："马齿苋一斤，烧为灰，细研，以猪脂调，敷之。"

小苋菜[1]

小苋菜：味甘，大寒，滑，无毒。可久食，益气力，除热。不可共鳖肉食，成鳖瘕；蕨菜亦成鳖瘕[2]。

邪蒿[3]

邪蒿：味辛，温，涩，无毒。主胸膈中臭恶气，利肠胃。

苦菜[4]

苦菜：味苦，大寒，滑，无毒。主五脏邪气。厌谷胃痹，肠澼；大渴热中；暴疾；恶疮。久食安心、益气、聪察，少卧，轻身、耐老、耐饥寒。一名荼草[5]，一名选[6]，一名遊冬[7]。冬不死。四月上旬采。

---

① 小苋菜：因苋细小，故名小苋菜。叶含维生素 C 较多，有清热凉血、通便、杀虫的作用。

② 蕨菜亦成鳖瘕：此言蕨菜共鳖肉食，亦同苋菜与鳖肉食一样，成鳖瘕。瘕，即症瘕、瘕证。多由于饮食无节、寒暖失宜，以致脏腑气血虚损；又因劳伤或因风寒停蓄于内，而成此证，腹中肚脐周围，形成硬块，有形而痛。

③ 邪蒿：为伞形科邪蒿属，药用多为茎、根、叶，生山野间。昝（zǎn）殷《食医心鉴》论邪蒿曰："煮熟和酱醋食，治五脏恶邪气，厌谷者；治脾胃肠癖；大渴热中；暴疾；恶疮。"

④ 苦菜：又名荼、芑、野苦马、青菜、董菜、苦苣、天香菜、苦马菜等，为菊科植物苦苣菜的全草。有清热凉血、解毒除邪气的功效，有治痢疾、敷蛇咬等作用。

⑤ 荼（tú）草：见《神农本草经》。

⑥ 选：同上。

⑦ 遊冬：见《名医别录》。

荠菜①

荠菜：味甘，温，涩，无毒。利肝气，和中；杀诸毒。

其子②：主明目、目痛、泪出。

其根：主目涩、痛。

芜菁③、芦菔菜④

芜菁及芦菔菜：味苦，冷，涩，无毒。利五脏，轻身益气，宜久食。

芜菁子⑤：明目，九蒸暴⑥，疗黄疸，利小便。久服神仙。

根：主消风热毒肿。不可多食，令人气胀。

---

① 荠菜：又名荠、护生草、芊菜、鸡心菜、净肠草、菱角菜、枕头草等，为十字花科植物荠菜的带根全草。所含主要成分有苹果酸、酒石酸、草酸等酸类以及蔗糖、山梨糖、乳糖、氨基葡萄、山梨糖醇、甘露糖醇等糖分；无机物中含有钾、钠、钙、铁、氯、磷、锰等成分，食部中以脂肪、糖、蛋白质、灰分、粗纤维的含量较多。有清热利湿、凉血止血、平肝明目的作用。

② 其子：荠菜籽，又名菥（cuó）、荠实、菥（xī）蓂（mì）籽。内含脂肪油，其性平，味甘，无毒。《药性论》曰："主青盲病不见物，补五脏不足。"

③ 芜菁：又名蔓（fēng）、须、蕵（sūn）芜、蒐、大芥、蔓菁、蔓苁、九英菘、台菜、鸡毛菜等，为十字花科植物芜菁的块根及叶。根块状肉质，球形、扁圆形或有时长椭圆形。有开胃下气、利湿解毒的功能，功用略似萝卜。

④ 芦菔菜：莱菔叶，又名萝卜杆、萝卜缨等，为十字花科植物莱菔的根上叶。入脾、胃、肺经，有消食和中、理气化痰、止咳的作用，主治胸膈痞满作呃、食滞不消、泻痢、喉痛、妇女乳肿、乳汁不通等症。

⑤ 芜菁子：又名蔓菁子，有明目、清热、利湿的功能。

⑥ 九蒸暴：指经过九蒸九晒的制作过程。

菘菜①

菘菜：味甘，温，涩，无毒。久食通利肠胃，除胸中烦，解消渴②。本是蔓菁也，种之江南即化为菘，亦如枳橘，所生土地随变③。

芥菜④

芥菜：味辛，温，无毒。归鼻。除肾邪⑤；大破咳逆，下气；利九窍，明耳目，安中；久食温中。又云：寒中。

其子⑥：味辛，辛亦归鼻，有毒。主喉痹，去一切风毒肿⑦。

黄帝云："芥菜不可共兔肉食，成恶邪病。"

① 菘菜：又名白菜、小白菜、油白菜、夏菘，为十字花科植物青菜的幼株。可食部分含有蛋白质、脂肪、粗纤维、维生素、碳水化合物等成分，有通利肠胃、消食消渴、解热除烦的作用。

② 解消渴：《名医别录》作"解酒渴"。

③ 《唐本草》曰："菘菜，不生北土。其菘有三种：有牛肚菘，叶最大厚，味甘；紫菘，叶薄细，味小苦；白菘，似蔓青也。"李时珍《本草纲目》曰："言南北变种者，盖指蔓菁、紫菘而言。紫菘根似蔓菁，而叶不同，种类亦别。又言北土无菘者，自唐以前或然，近则白菘、紫菘，南北通有。"现代南北地方均普遍栽种。

④ 芥菜：又名大芥、黄芥、皱叶芥等名。为十字花科植物芥菜的嫩茎叶，有温中利气、宣肺豁痰的功能，主治胸膈满闷、寒饮内盛、咳嗽痰滞等症状。

⑤ 除肾邪：《名医别录》作"主除肾邪气"。

⑥ 子：指芥菜子，又名青菜子、黄芥子。类圆球形，深黄色至棕黄色，少数呈红棕色。含黑芥子甙、芥子酶、芥子酸、芥子碱、蛋白质、脂肪油、黏液质等成分。有温中散寒、利肺去痰、通经络、消肿毒、治喉痹及跌打损伤的作用。

⑦ 去一切风毒肿：陶弘景曰："归鼻，去一切邪恶痏气，喉痹。"

苜蓿

苜蓿①：味苦，平，涩，无毒。安中，利人四体，可久食。

荏子②

荏子：味辛，温，无毒。主咳逆，下气，温中，补髓③。

其叶④：主调中，去臭气。九月采，阴干用之。油亦可作油衣。

蓼实⑤

蓼实：味辛，温，无毒。明目、温中；解肌，耐风寒；下水气面目浮肿，却痈疽。

其叶⑥：辛，归舌⑦。治大小肠邪气；利中，益志。

---

① 苜蓿：又名荚蓿、木粟、杯风、光风、金花菜、黄花菜、连枝草等名，为豆科植物紫苜蓿或南苜蓿的全草。孟诜曰："利五脏，洗去脾胃间邪气，诸恶热毒。"《本草衍义》曰："利大小肠。"现代药物学证明有治疗尿酸性膀胱结石的作用。

② 荏（rěn）子：白苏子，又名玉苏子，为唇形科植物白苏的果实，干燥的果实呈卵形或略呈三角形圆锥体状，表面灰白色至黄白色，果皮脆易碎，气香，富有油质，果实含脂肪油，主要为亚麻脂、甘油三棕榈酸酯；另外还含有挥发油、松茸醇等成分。有温中、下气、润肺止咳，消痰祛喘的作用。荏子可榨油，作油帛、调漆、燃灯用。陶弘景曰："荏状如苏，高大白色，不甚香。其子研之杂米作糜，甚肥美，下气补益。榨其子作油，日煎之，即今油帛及和漆所用者。"

③ 补髓：一本作"补体"。

④ 叶：白苏叶。含挥发油，主要为紫苏酮。有解表散寒、理气消食、止吐、止泻、降咳喘、除恶气的作用。

⑤ 蓼（liǎo）实：又名蓼子、水蓼子，为蓼科植物水蓼的果实，有温中利水、破瘀散结，治疮疡瘰（luǒ）疬（lì）的作用。

⑥ 叶：蓼叶含鞣质，对痢疾杆菌有轻度抑制作用，并有止血作用，可用于子宫出血、月经过多、痔疮出血及其他内出血等症状。此外，它还具有与麦角相似的一定的镇痛作用。

⑦ 归舌：蓼叶味辛，按中医五味所归，应归肺，肺开窍于鼻。《药性论》曰："归鼻，除肾气，兼能去疬疡。"作"归舌"欠妥。

黄帝云："蓼食过多有毒，发心痛。和生鱼食之令人脱气，阴核疼痛求死①。妇人月事来，不用食蓼及蒜，喜为血淋、带下②。二月勿食蓼，伤人肾。"扁鹊云："蓼，久食令人寒热，损骨髓，杀丈夫阴气，少精"。

葱实③

葱实：味辛，温，无毒。宜肺。辛，归头④。明目，补中不足。

其茎白⑤：平，滑，可作汤，主伤寒、寒热，骨肉碎痛⑥。能出汗⑦；治中风、面目浮肿、喉痹不通。安胎。杀

① 求死：一本无此二字。这里讲"阴核疼痛求死"，即指疼痛得不欲生。

② 妇人月事来，不用食蓼及蒜，喜为血淋、带下：张寿颐曰："蓼实，破瘀消积，力量甚峻，最易堕胎，妊妇必不可犯；亦有血气素虚，而月事涩少，非因于瘀滞者，亦不可误与。"

③ 葱实：葱子，为百合科植物葱的种子，呈类三角状卵形，一面微凹入，一面隆直。表面黑色，光滑，内有白色种仁，气特臭，味似葱，富油性。有温肾、明目的功能，并能治疗阳痿症。

④ 归头：葱味辛，归肺经，有发散升举的功能，所以能治伤风头痛、目暗、目眩等疾病。

⑤ 其茎白：葱茎白，又名葱白头。含挥发油，油中订成分为蒜素。另含维生素C、B_1、B_2，少量的维生素A、烟酸、粘液质和脂肪油。脂肪油中含棕榈酸、硬脂酸、花生酸、油酸和亚油酸等成分。黏液质中主要成分为多糖类，其中有纤维素、半纤维素、原果胶、水溶性果胶等成分。葱白的挥发性成分对白喉杆菌、痢疾杆菌、结核杆菌、链球菌、葡萄球菌等有抑制作用。现代临床亦用于治疗感冒、蛔虫性急腹痛、蛲虫病；同时对治疗乳腺炎、小儿消化不良等症，均有一定的医疗效果。

⑥ 骨肉碎痛：《名医别录》作"伤寒骨肉痛"。

⑦ 能出汗：指葱白有发汗通阳解表的作用，可以治疗伤寒、寒热、头痛、肌肉痛、面目浮肿、喉痹、鼻塞等症。

桂^①。

其青叶^②：温，辛，归目。除肝中邪气，安中，利五脏；益目精；发黄疸^③，杀百药毒。

其根须^④：平。主伤寒头痛。

葱中涕及生葱汁^⑤：平，滑。止尿血，解藜芦及桂毒。

黄帝云："食生葱即啖蜜，变作下利。食烧葱并啖蜜，拥气而死。正月不得食生葱，令人面上起游风。"

格葱^⑥

格葱：味辛，微温，无毒。除瘴气恶毒^⑦。久食益胆气，强志。

其子：主泄精。

---

① 杀桂：能解肉桂之毒。

② 其青叶：葱叶含果糖、蔗糖、葡萄糖、麦芽糖等，又含有木质素、半纤维素、少量淀粉等成分。有清热解表、祛风消肿、治疗疮痈肿痛、跌打损伤等作用。

③ 益目精；发黄疸：《重修政和证类本草》"益目精"作"益目睛"，无"发黄疸"句。

④ 其根须：葱的须根有通气、解肌、发汗的作用，可用于治疗风寒头痛、喉疮、冻伤以及冷痢、肠痛等病症。日常食用可杀一切鱼、肉毒。

⑤ 葱中涕及生葱汁：葱中涕，又名葱苒、空亭液、葱涎、葱油，指葱茎中的汁液。生葱汁，盖指全株葱所捣取的汁水，二者差异不大，都有散瘀、解毒、发表、通阳、解肌、驱虫的功效，可以治疗头痛、鼻塞、衄血、尿血、虫积、跌打损伤等病症。

⑥ 格葱：一作蔚（wèi）葱，又名山葱、隔葱、鹿耳葱。为百合科植物茖（gè）葱的鳞茎。茖葱为野生的一种葱，开白色花朵，结子如小葱头。茎、叶、子均可入药。

⑦ 除瘴气恶毒：瘴毒多由于热地山川、湿热郁蒸之气，自口鼻进入体内，以致气血阻滞、脾胃不运、胸膈饱闷、寒热呕吐、四肢厥（jué）冷等发为瘴疠之毒。

薤①

薤：味苦、辛，温，滑，无毒。宜心，辛归骨。主金疮疮败，能生肌肉。轻身不饥，耐老。菜芝②也。除寒热，去水气，温中，散结气；利产妇病人。诸疮中风寒水肿，生捣傅之。鲠骨在咽不下者③，食之则去。

黄帝云："薤不可共牛肉作羹食之，成瘕疾。韭亦然。十月、十一月、十二月勿食生薤，令人多涕唾。"

韭④

韭：味辛、酸，温，涩，无毒。辛归心，宜肝。可久食。安五脏，除胃中热。不利病人，其心腹有固冷者食之必加剧。

其子⑤：主梦泄精，尿色白⑥。

根⑦：煮汁以养发。

---

① 薤：又名薤白、薤根、藠头、小独蒜、宅蒜等，为百合科植物小根蒜或薤的鳞茎。有理气通阳、宽胸散结的作用，对治疗冠心病、心肌梗死、赤白下痢、诸鱼骨鲠等症有特殊疗效。

② 菜芝：薤的古别名，见《名医别录》。

③ 鲠骨在咽不下者："鲠"一本作"骾"，作"骨骾在咽不下者"。

④ 韭：又名丰本、扁菜、草钟乳、起阳草、懒人菜、长生韭、壮阳草等，为百合科植物韭的叶，具有特殊臭味，叶中含有武类、硫化物、苦味质等成分。有温中行气、补肾壮阳、止血散血、下误吞服金属物品等作用。

⑤ 子：韭菜子，含生物碱和皂式。

⑥ 尿色白：《名医别录》作"溺血"。

⑦ 根：韭菜根，为韭白根及鳞茎。含有硫化物、武类和苦味质。有温中行气、活血化瘀、补肾固精、消食积、治疮癣等作用。

黄帝云："霜韭冻不可生食，动宿饮，饮盛必吐水。五月勿食韭，损人滋味，令人乏气力。二月、三月宜食韭，大益人心。"

白蘘荷①

白蘘荷：味辛，微温，涩，无毒。主中蛊②及疟病。捣汁服，二合日二。

生根③：主诸疮。

莙菜④

莙菜：味甘、苦，大寒，无毒。主时行壮热，解风热恶毒。

紫苏⑤

紫苏：味辛，微温，无毒。下气，除寒中。

---

① 白蘘荷：白色的蘘荷，蘘荷又名苴蒪、嘉草、猼（pò）且、蒚（fú）菹（jù）、芋渠、覆菹、山姜、观音花等名，为姜科植物蘘荷的根茎。根茎肥厚、圆柱形、淡黄色，有解毒消炎、通经活血、治疟疾、疮疡等作用。

② 蛊：一种毒虫。蛊病又有蛊毒、蛊胀、蛊病之分，病情病因亦有不同，血吸虫病亦是其中之一。

③ 生根：白蘘荷的根。

④ 莙（tián）菜：又名糖萝卜。为藜科植物莙菜，内含糖（主要是蔗糖）、甜菜碱、果胶、纤维素、淀粉、有机酸、水溶性维生素，以及多种氨基酸等成分。有通经脉、下气、开胸膈、清热解毒的作用。

⑤ 紫苏：为唇形科植物皱紫苏的全草。近代药理分析紫苏有解热、抗菌作用，并能使血糖升高。中医认为紫苏有补中益气、行气宽中、消痰利肺、发表散寒的作用，并有安胎、解鱼（蟹）毒的功能。

其子①尤善。

鸡苏②

鸡苏：味辛，微温，涩，无毒。主吐血、下气。一名水苏。

罗勒③

罗勒：味苦，辛，温，平，涩，无毒。消停水，散毒气。不可久食，涩荣卫诸气。

芜荑④

芜荑：味辛，平，热，滑，无毒。主五内邪气，散皮肤骨节中淫淫温行毒⑤，去三虫，能化宿食不消，逐寸白，散

---

① 子：紫苏子呈卵圆形，或圆球形，富有油质，气味清香，含有维生素 B_1 和脂肪油，有润肺下气、消痰宽膈的作用。它的功用与紫苏茎叶相似。《名医别录》曰："主下气，除寒中。"《日华子本草》曰："主调中，益五脏，下气，止霍乱，呕吐，反胃，补虚劳，肥健人，利大小便，破症结，消五膈，止嗽，润心肺，消痰气。"

② 鸡苏：又名芥蒩、香苏、龙脑薄荷等，为唇形科植物水苏的全草。有理气、疏风、消炎、化痰、祛喘、除口臭、止血的作用，并能防治流行性感冒、治疗跌打损伤等症。

③ 罗勒：又名兰香、香菜、翳子草、千层塔、苏薄荷、家佩兰、鱼香薄荷树、省头草等，为唇形科植物罗勒的全草。含有挥发油。有清热解毒、活血化瘀、消食止泻、除湿止痒、调经止痛、治虫咬伤等作用。《嘉祐本草》曰："不可过多食，壅（yōng）关节，涩荣卫，令血脉不行。"

④ 芜荑：又名无荑、芜荑仁、姑榆、黄榆、山榆子、山榆仁、大果榆糊等名，为榆科植物大果榆果实的加工品。呈方块状，表面褐黄色，有多数小孔，体轻质松脆气特臭、味微酸，涩。有杀虫、消积的功效，能治虫积腹痛、小儿疳积、疥癣、恶疮等症，近代药理分析其有驱虫、抗真菌的作用。

⑤ 散皮肤骨节中淫淫温行毒：《药性论》作"除肌肤节中风淫淫如虫行"。

腹中温温喘息^①。一名无姑^②，一名蒇蓎^③。盛器物中甚辟水蛭，其气甚臭，此即山榆子^④作之。

凡榆叶：味甘，平，滑，无毒。主小儿痫、小便不利、伤暑热困闷，煮汁冷服。

生榆白皮：味甘，冷，无毒。利小便，破五淋。

花：主小儿头疮。

胡荽子^⑤

胡荽子：味酸，平，无毒。消谷，能复食味。叶不可久食，令人多忘。

华佗云："胡荽菜，患胡臭^⑥人，患口气臭，䘌^⑦齿人食之加剧；腹内患邪气者弥不得食，食之发宿病，金疮尤忌。"

---

① 散腹中温温喘息：《本草经疏》作"疗肠中嗢嗢喘息"。

② 一名无姑：见《尔雅·释木》。

③ 一名蒇（diàn）蓎（táng）：见《神农本草经》。

④ 山榆子：芜荑。

⑤ 胡荽子：胡荽的果实。胡荽，又名香菜、香荽、胡菜、荽、园荽、芫荽、胡菜、莚（yán）荽菜、满天星等名，为伞形科芫荽的带根全草。胡荽子又名芫荽子，果实是二小分果合生的双悬果，呈圆球形，淡黄棕色至土黄棕色，果实稍坚硬，气味浓香。果实含挥发油、脂肪、果糖、蔗糖、葡萄糖等成分，种仁部分含挥发油、糖类、脂肪、无机物、含氮物质、多量油酸等成分。有健胃助消化、促进痘疹发透的作用，并可以发表散寒、通鼻、辟四时不正之气。

⑥ 胡臭：狐臭。

⑦ 䘌（nì）：一种虫病。

海藻①

海藻：咸，寒，滑，无毒。主瘿瘤结气，散颈下鞭核痛者，肠内上下雷鸣，下十二水肿②，利小便，起男子阴气。

昆布③

昆布：味咸，寒，滑，无毒。下十二水肿，瘿瘤结气，瘘疮，破积聚。

茼蒿④

茼蒿：味辛，平，无毒。安心气，养脾胃。消痰饮。

白蒿⑤

白蒿：味苦，辛，平，无毒。养五脏，补中益气，长毛发。久食不死，白兔食之仙。

① 海藻：又名薅落首、海萝、乌菜、海带花等，为马尾藻科植物羊栖菜或海蒿子的全草。羊栖菜含粗蛋白、甘露醇、灰分、钾、碘和藻胶酸等成分。海蒿子含粗蛋白、甘露醇、藻胶酸、马尾藻多糖、钾、碘等成分。

② 《神农本草经》作"瘿瘤气，颈下核，破散结气，痈肿症瘕坚气，腹中上下鸣，下十二水肿"。指海藻可以治疗淋巴结肿物、淋巴结核、破气、消其他肿块、逐水的作用。

③ 昆布：又名纶布，为海带科植物海带或翅藻科植物昆布裙带菜的叶状体。昆布含藻胶酸、甘露醇、粗蛋白、灰分、钾、碘等成分，有软坚下气、行水消肿、除瘰疬瘿瘤的作用。近来药理分析显示昆布可以用来纠正由缺碘而引起的甲状腺机能不足，也可以暂时抑制甲状腺机能亢进的新陈代谢率而减轻症状，并具有一定的降压作用。

④ 茼蒿：又名蓬蒿、同蒿、菊花菜等，为菊科植物茼蒿的茎叶。含有天门冬素、苏氨酸、丝氨酸、丙氨酸、缬氨酸、谷氨酸等成分，入脾、胃二经，有和脾胃、消痰饮、利二便的作用。

⑤ 白蒿：又名小白蒿，《本草图经》曰："阶州有一种名白蒿，亦似青蒿而背白，本土皆通入用药之。"古名蘩（fán）、由胡、皤（pó）蒿、蒌蒿、蔏（shāng）蒩（zū）、蒿蒌等，为菊科植物蒌蒿的全草。有补中益气、利膈开胃、祛风寒湿痹的作用。

吴葵①

吴葵：一名蜀葵。味甘，微寒，滑，无毒。

花②：定心气。

叶③：除客热，利肠胃。不可久食，钝人志性。若食之，被狗啮④者，疮永不差。

藿⑤

藿：味咸，寒，涩，无毒。宜肾，主大小便秘数⑥，去烦热。

香菜⑦

香菜：味辛，微温。主霍乱，腹痛吐下；散水肿；烦心，去热。

---

① 吴葵：又名蕑（jiān）、戎葵、胡葵、一丈红，为锦葵科植物蜀葵，它的花、子、根、苗均可入药。

② 花：为蜀葵花，又名侧金盏、棋盘花、蜀其花，水芙蓉等。《名医别录》曰："主理心气不足"，有和血润燥、止血、去风疹、通利二便的作用。

③ 叶：蜀葵叶，又名蜀葵苗，为蜀葵的茎叶，有治热毒下痢、淋病、金疮等作用。

④ 啮（niè）：咬。

⑤ 藿：赤小豆的古名，为豆科植物赤小豆或赤豆的叶，有治疗小便频数、遗尿的功能，李时珍《本草纲目》曰："小豆利小便，而藿止小便，与麻黄发汗而根止汗同意，物理之异如此。"

⑥ 主大小便秘数：大便数则为泄泻，藿不治，《名医别录》作"主止小便数"，可知"大"字是误字。

⑦ 香菜（róu）：香薷（rú），又名香菜、香戎、香茸、蜜蜂草等，为唇形科植物海州香薷的带花全草。主要成分含挥发油。有调胃温中、行水利湿、发汗解暑、止呕吐腹泻等功用。

甜瓠①

甜瓠：味甘，平，滑，无毒。主消渴、恶疮，鼻、口中肉烂痛。

其叶：味甘，平，主耐饥。

扁鹊云："患脚气虚胀者，不得食之，其患永不除。"

莼②

莼：味甘，寒，滑，无毒。主消渴、热痹。多食动痔病。

落葵③

落葵：味酸，寒，无毒。滑中，散热实，悦泽人面。一名天葵④，一名繁露⑤。

---

① 甜瓠（hù）：瓠子，又名甘瓠、净街槌、天瓜、龙蜜瓜、扁蒲、长瓠等名，为葫芦科植物瓠子的果实，有除烦止渴、利水清热的功能。

② 莼：又名茆（máo）、屏风、凫葵、蘩（luán）、水芹、马蹄草、缺盆草、锦带等名，为睡莲科植物莼菜的茎叶。主要成分有维生素 B_{12}、天门冬素、组胺、苏氨酸、蛋氨酸、脯氨酸等氨酸。此外，叶背还分泌一种类似"琼脂"类的黏液，其中含有多种糖类。莼有清热消渴、利水消肿、解百药毒的作用。但由于莼性寒、滑，久食、多食恐伤体内津液，所以服用时应注意。

③ 落葵：又名天葵、承露、藤葵、胡燕脂、木耳菜、紫葵等，为落葵科植物落葵的叶或全草。叶中含葡聚糖、胡萝卜素、皂甙、有机酸、铁等成分，有清热解毒、凉血止血、通利二便、治金疮火毒的作用。

④ 一名天葵：见于《名医别录》。

⑤ 一名繁露：见于《尔雅》。

蘩蒌①

蘩蒌：味酸，平，无毒。主积年恶疮、痔不愈者。五月五日日中采之，即名滋草，一名鸡肠草②，干之烧作焦灰用。

扁鹊云："丈夫患恶疮，阴头及茎作疮脓烂，疼痛不可堪忍，久不差者，以灰一分，蚯蚓新出屎泥二分，以少水和研，缓如煎饼面，以泥疮上，干则易之。禁酒、面、五辛并热食等。"

黄帝云："蘩蒌合鲺③鲊食之，发消渴病，令人多忘。"

别有一种近水渠中温湿处，冬生，其状类胡荽，亦名鸡肠菜，可以疗痔病，一名天胡荽④。

---

① 蘩（fán）蒌：又名薂（áo）、五爪龙、鹅肠菜、鹅儿肠菜等，为石竹科植物繁缕的茎叶，有活血化瘀、催生下乳的功效，有治跌打损伤、恶疮肿毒、淋病、中暑呕吐等作用。

② 鸡肠草：李时珍《本草纲目》曰："繁缕即鹅肠，非鸡肠也。……吴瑞《本草》谓黄花者为繁缕，白花者为鸡肠。亦不然，二物盖相似。但鹅肠味甘，茎空有缕，花白色；鸡肠味微苦，咀之涎滑，茎中无缕，色微紫，花亦紫色，以此为别。"

③ 鲺（shàn）：同"鳝"。

④ 天胡荽：亦名鸡肠菜、滴滴金、鳖草、铺地锦、落地金钱、天星草、猫爪草、小叶金钱草、野芹菜等，为伞形科植物天胡荽的全草，生于路旁草地较湿润之处。根呈细圆柱形，茎细长而弯曲，叶多有皱缩或破碎，呈圆形或近肾形掌状，并具扭状叶柄，有香气。天胡荽全草含黄酮弍、挥发油、氨基酸、酚类、香豆精等成分，有清热解毒、利尿消肿的功效，有治疗跌打损伤、瘀肿疮疡等作用。

蕺①

蕺：味辛，微温，有小毒。主蠼螋②尿疮。多食令人气喘，不利人脚，多食脚痛。

葫③

葫：味辛，温，有毒。辛归五脏，散痈疽，治壓疮，除风邪，杀蛊毒气，独子④者最良。

黄帝云："生葫合青鱼鲊食之，令人腹内生疮，肠中肿，又成疝⑤瘕。多食生葫，行房伤肝气，令人面无色。四月、八月勿食葫，伤人神，损胆气，令人喘悸，胁肋气急，口味多爽。"

---

① 蕺（jí）：鱼腥草的原名，又名岑草，菹菜、蕺菜等，为三白草科植物蕺菜的带根全草。内含挥发油，油中含有抗菌成分鱼腥草素等。近代药物实验证明其有抗菌、抗病素、利尿、止血、镇痛、促进组织再生、抑制浆液分泌等作用。

② 蠼（qú）螋（sǒu）：又称夹板子、剪指甲虫、夹板虫、剪刀虫、耳夹子虫、二母夹子。为一种杂食性昆虫。盛产于热带和亚热带。常生活在树皮缝隙，枯朽腐木中或落叶堆下，喜欢潮湿阴暗的环境。

③ 葫：大蒜的古名，又名胡蒜、独蒜，为百合科植物大蒜的鳞茎。具有强烈的蒜臭气。新鲜鳞茎中含有水分、碳水化合物、蛋白质、脂肪、粗纤维、灰分、维生素C、尼克酸、核黄素以及钙、磷、铁等成分。此外还含有挥发油，内含蒜素或大蒜辣素以及由甲基、丙基等组成的硫醚化合物，柠檬醛等成分。大蒜具有抗菌作用，对多种致病菌如葡萄球菌、肺炎球菌、脑膜炎、链球菌以及白喉、痢疾、大肠、伤寒、副伤寒、结核杆菌、霍乱弧菌等都有明显的抑菌或杀菌的作用；对真菌也有抑制和杀灭的作用。蒜有大小，大蒜为葫，小蒜为蒜。

④ 独子：独头蒜。

⑤ 疝（shàn）：指人体内某个脏器或组织离开其正常解剖位置，通过先天或后天形成的薄弱点、缺损或孔隙进入另一个部位。

小蒜①

小蒜：味辛，温，无毒。辛归脾、肾。主霍乱，腹中不安，消谷，理胃气，温中，除邪痹毒气。五月五日采②，暴干。

叶：主心烦痛，解诸毒，小儿丹疹。不可久食，损人心力。

黄帝云："食小蒜噉生鱼，令人夺气，阴核疼求死。三月勿食小蒜，伤人志性。"

茗叶③

茗叶：味苦、咸、酸，冷，无毒。可久食，令人有力，悦志，微动气。

黄帝云："不可共韭食，令人身重④。"

---

① 小蒜：又名茆蒜、夏蒜、卵蒜等，为百合科植物小蒜的鳞茎，外形与大蒜相似，而鳞茎细小如薤白，并且只由一个蒜头构成。小蒜含有大蒜糖，主要由果糖组成，还含有类丙基硫化合物。李时珍《本草纲目》曰："蒜，中国初惟有此，后因汉人得葫蒜于西域，遂呼此为小蒜以别之。"小蒜有温中下气、消谷杀虫、解疮疡肿毒的作用。

② 采：同"採"。

③ 茗叶：我们日常饮用的茶叶的古名，又名苦茶、槚（jiǎ）、蔎（shè）、腊茶、酪奴等，为山茶科植物茶的芽叶。茶叶含嘌呤类生物碱，以咖啡碱为主，绿茶中含缩合鞣质。茶叶还含有挥发油、甙元以及少量的胡萝卜素、维生素C和一些酯类物质。茶叶的药理作用证明它对中枢神经系统、循环系统、平滑肌、横纹肌均有一定的药物作用，并对葡萄球菌、链球菌等有一定的抑菌作用。同时还有利尿作用，所以广泛应用于日常生活和临床中。中医认为它苦、咸、酸、凉，入心、肺、胃经，有止渴除烦、清心明目、化痰消食、利尿解毒等作用。

④ 令人身重：指自我感觉身体沉重，行动不利。

蕃荷菜^①

蕃荷菜：味苦、辛，温，无毒。可久食，却肾气，令人口气香蒋^②。主辟邪毒，除劳弊。形瘦疲倦者不可久食，动消渴病。

苍耳子^③

苍耳子：味苦、甘，温。叶^④：味苦、辛，微寒，涩，有小毒。主风寒头痛，风湿痹、四肢拘急挛痛；去恶肉死肌；膝痛、溪毒^⑤。久服益气，耳目聪明、强志、轻身^⑥。一名胡葈、一名地葵^⑦、一名葹^⑧、一名常思^⑨。蜀人名羊负来，秦名苍耳，魏人名只刺。

---

① 蕃荷菜：薄荷，又名升阳菜、菝（bò）荷、夜息花等，为唇形科植物薄荷或家薄荷的全草或叶，内含挥发油、薄荷醇、薄荷酮、乙酸薄荷酯、柠檬烯、树脂及少量鞣质等成分。有清热解毒、疏风解表，除口臭，辟秽邪等作用。

② 蒋（bài）："稗"的异体字。

③ 苍耳子：又名耳实、牛虱子、胡寝子、胡苍子等，为菊科植物苍耳带总苞的果实。呈纺锤形或椭圆形，表面黄绿色、棕绿色或暗棕色，生多数钩刺，果实含苍耳子甙、脂肪油、生物碱、维生素C、树脂和色素等，种仁含水分、脂肪油等。苍耳子有毒，临床应用要注意。中医多用它治风寒头痛、鼻塞鼻渊、疥疥瘙痒、风寒湿痹等症。

④ 叶：苍耳叶含苍耳子甙、黄质宁、咔咖酸、果糖、葡萄糖、氨基酸、酒石酸、琥珀酸、苹果酸、硫酸钙等成分，有祛风散热、解毒、杀虫止痒的作用。

⑤ 溪毒：由于饮食溪水，或在溪水中沐浴受了溪水中毒素或细菌的感染而致，临床表现主要是初起时如伤寒或中毒样或者偏身有黑魇（yǎn）子、四边悉赤、接触它如针刺一样地疼、高出皮肤如石且坚硬、有烧灼疼痛。治疗可用苍耳草绞汁服一两升，或用汁浓敷下部。

⑥ 苍耳子有毒性，不能久服，此说有误。

⑦ 一名胡葈（xǐ），一名地葵：都是苍耳的古名，见《神农本草经》。

⑧ 一名葹（shī）：苍耳的古名，见《楚辞》。

⑨ 一名常思：这也是苍耳的古名，见《名医别录》。

黄帝云："戴甲苍耳，不可共猪肉食，害人；食甜粥，复以苍耳甲下之，成走注①，又患两胁②。立秋后忌食之。"

食茱萸③

食茱萸：味辛、苦，大温，无毒。九月采，停陈久者良。其子闭口者有毒，不任用。止痛下气，除咳逆，去五脏中寒冷，温中，诸冷实不消。

其生白皮④：主中恶，腹痛，止齿疼。

其根细者⑤：去三虫，寸白。

黄帝云："六月、七月勿食茱萸，伤神气，令人起伏气。"

咽喉不通彻，贼风中人，口僻不能语者，取茱萸一升，去黑子及合口者，好豉三升，二物以清酒和煮四、五沸，取汁，冷，服半升，日三，得小汗差。虿⑥螫⑦人，嚼茱萸封上止。

---

① 走注：由于突然受到邪气的侵袭，体内正气与外邪相搏，聚而不散，犹如有一个东西一样，在身体四肢，走行不已，上下蹿动。

② 又患两胁：走行窜注于两胁间。

③ 食茱萸（yú）：又名薮（yì）、樧（shā）、越椒、欓（dǎng）子、艾子、辣子等名，是芸香科植物樗叶花椒的果实。种子广椭圆形，而近似半月形，色棕黑，种子及果皮内均含异虎耳草素。有温中止痛、健脾止泻、燥湿杀虫、治带下等功用。

④ 其生白皮：樗叶花椒皮，含茵芋碱、木兰花碱、挥发油等成分。有祛风湿、通经络等作用。

⑤ 其根细者：根含白鲜碱、花椒树皮素甲、茵芋碱、光叶花椒碱；根皮含橙皮甙、花椒树皮素甲等成分。有祛风湿、通经络、杀虫的作用。

⑥ 虿（chài）：古书上说的蝎子一类的毒虫。

⑦ 螫（zhē）：同"蜇"。

蜀椒 ①

蜀椒：味辛，大热，有毒。主邪气，温中下气，留饮宿食；能使痛者痒，痒者痛。久食令人乏气，失明。主欬逆；逐皮肤中寒冷；去死肌；湿痹痛；心下冷气；除五脏六腑寒，百骨节中积冷，温疟；大风汗自出者②，止下利，散风邪。合口者害人③，其中黑子④有小毒，下水。

仲景云："熬用之。"黄帝云："十月勿食椒，损人心，伤血脉。"

干姜 ⑤

干姜：味辛，热，无毒。主胸中满，咳逆上气，温中；止漏血⑥；出汗；逐风湿痹；肠澼下痢，寒冷腹痛，中恶，霍乱，胀满，风邪诸毒，皮肤间结气；止唾血。生者⑦尤

---

① 蜀椒：花椒，又名檓（huǐ）、大椒、秦椒、川椒、汉椒等，为芸香科植物的果皮，花椒果实含挥发油、甾（zāi）醇、不饱和有机酸等成分。入脾、肺、肾经，有温中散寒、疏风止痛、杀虫解毒、消食止呕吐、治疮痒疥癣等作用。

② 《名医别录》作："除六腑寒冷，伤寒，温疟，大风汗不出。"

③ 合口者害人：《雷公炮炙论》："凡使蜀椒，须去目及闭口者，不用其椒子。"

④ 黑子：椒目，又名川椒目，呈卵圆形或类球形，表面黑色有光泽。种皮质坚硬，剥离后，可见乳白色的胚乳及子叶，气香，味辛辣。味苦、辛，性寒，有毒。有利水消肿、治痰饮喘逆的作用，中医临床多用它治疗腹水症。

⑤ 干姜：又名白姜、均姜、干生姜，为姜科植物姜的干燥根茎。含挥发油，其中有水芹烯、姜烯、莰（kǎn）烯、姜辣素、姜酮、姜烯酮、龙脑、姜醇、柠檬醛等，此外还含有树脂、淀粉等成分。入脾、胃、肺经，有温中理气、回阳通脉、开胃消食、逐痰水、宣脉络、止血、去胀满等作用。

⑥ 止漏血：《神农本草经》作"止血"。

⑦ 生者：指生姜，详见注解"生姜"条。

良。

生姜①

生姜：味辛，微温，无毒。辛归五脏②，主伤寒头痛③，去淡④下气，通汗，除鼻中塞，欬上气，止呕吐，去胸膈上臭气，通神明。

黄帝云："八月、九月勿食姜，伤人神，损寿。"

胡居士云："姜杀腹内长虫，久服令人少志少智，伤心性。"

堇葵⑤

堇葵：味苦，平，无毒。久服除人心烦急，动痰冷，身重，多懒惰。

芸苔

芸苔：味辛，寒，无毒。主腰脚痹。若旧患腰脚痛者，

---

① 生姜：为姜科植物姜的鲜根茎，含挥发油，主要成分是姜醇、姜烯、水芹烯、莰烯、柠檬醛、芳樟醇、姜辣素、天门冬素、谷氨酸、天门冬氨酸、甘氨酸以及树酯状物质、淀粉等成分。气芳香，味辛辣。有发表散寒、止呕开痰、治伤风鼻塞、咳喘上气、去痰下水、宽胸理气的作用。

② 辛归五脏：陶弘景作"归五脏"，于文义较妥。

③ 主伤寒头痛：《名医别录》作"主伤寒头痛鼻塞"。

④ 淡：痰形近相误，应作"痰"。

⑤ 堇葵：一说为"石龙芮"，又名苦堇、水堇、姜苔、胡椒菜、黄花菜、野堇菜等，为毛莨（gèn）科石龙芮的全草，含有毛莨甙、原白头翁素、含胆碱、生物碱、黄酮类成分，有除心下烦热、治痈疖肿毒、瘰疬结核、疟疾、下肢溃疡的作用。又说为"旱芹菜"的古名，又名苦堇、蓄，为伞形科植物旱芹的全草，茎叶含挥发油、有机酸、维生素C、糖类、胡萝卜素、芹菜甙、佛手柑内酯等成分，根部含甘醇酸等，有清热凉血、祛风利湿、降血压、去肿毒的作用。

不可食，必加剧。又治油肿丹毒。盆胡臭解禁咒之辈出五明经。其子主梦中泄精。与鬼交者。

胡居士云："世人呼为寒菜甚辣。"胡臭人食之，病加剧。陇西氐羌[①]中多种食之。

竹笋

竹笋：味甘，微寒，无毒。主消渴，利水道，盆气力，可久食，患冷人食之心痛。

苣

野苣：味苦，平，无毒。久服轻身少睡。黄帝云："不可共蜜食之，作痔。"

白苣：味苦，平，无毒，盆筋力。

黄帝云："不可共酪食，必作虫。"

茴香

茴香菜：味苦、辛，微寒，涩，无毒。主霍乱，辟热除口气。臭肉和水煮，下少许，即无臭气。故曰："茴香。"酱臭末中亦香。

其子：主蛇咬疮久不差，捣傅[②]之。又治九种瘘。

蕈菜

蕈菜：味苦，寒，无毒。主小儿火丹诸毒肿，去暴热。

---

① 氐（dī）羌：我国古代少数民族氐族与羌族的并称，都居住在今西北一带。

② 傅：通"敷"。

蓝菜①

蓝菜：味甘，平，无毒。久食大益肾，填髓脑，利五脏，调六腑。胡居士云："河东陇西羌胡多种食之，汉地鲜有。"

其叶②：长大厚，煮食甘美，经冬不死，春亦有英。其花黄，生角结子。

子③：甚治人多睡。

萹竹叶④

萹竹叶：味苦，平，瀍，无毒。主浸淫、疥瘙、疽痔、杀三虫、女人阴蚀⑤。

扁鹊云："煮汁与小儿冷服，治蛔虫⑥。"

---

① 蓝菜：蓼蓝，又名蓝，为蓼科植物蓼蓝。其叶、花、果实均可入药，有清热解毒的作用。

② 叶：蓼蓝叶，又名大青叶，有清热解毒、治斑疹肿毒的作用，又可以制作青黛，并可以制成染料蓝靛。

③ 子：指蓼蓝子，又名蓝实，味甘、苦，性寒，无毒。有明耳目、利五脏、填骨髓、疹肿毒、清热解诸毒的作用，还可以使人健壮、少睡眠、益心力。

④ 萹（biǎn）竹叶：萹蓄，又名竹、萹茿（zhú）、蓄辩、萹蔓、编竹、道生草、粉节草、蚂蚁草、牛鞭草等，为蓼科植物萹蓄的全草，含有萹蓄甙、槲皮甙、没食子酸、草酸、硅酸、葡萄糖、果糖、蔗糖以及黏液质等成分，有清热利湿、杀虫消肿的作用。

⑤ 张寿颐曰："萹蓄，《神农本草经》《名医别录》皆以却除湿热为治。浸淫、疥疮、疽痔、阴蚀、三虫，皆湿热为病也。后人以其泄化湿热，故并治渡涩淋浊。濒湖以治黄疸、霍乱，皆即清热利湿之功用。然亦惟湿阻热结为宜，而气虚之病，皆非其治。若湿热疮疡、浸淫痛痒、红肿四溢、脓水淋漓等证，尤其专治。"

⑥ 《本草图经》曰："方书亦单用治虫，葛洪小儿蛔方，煮汁令脓，饮之即瘥（chài）。"

蕲菜①

蕲菜：味苦、酸，冷，涩，无毒。益筋力，去伏热。治五种黄病②，生捣绞汁，冷服一升，日二。

黄帝云："五月五日勿食一切菜，发百病。凡一切菜，熟煮热食时病差；后食一切肉并蒜，食竟行房，病发必死；时病差后未健，食生青菜者手足必青肿；时病差未健，食青菜竟行房，病更发必死。十月勿食被霜菜，令人面上无光泽，目涩痛，又疟发心痛、腰疼或致心疟，发时手足十指爪皆青，困瘘。"

---

① 蕲（qín）菜：蕲，同"芹"，这种芹菜为水芹菜，又名楚葵、水英等，为伞形科植物水芹的全草。含挥发油，有清热、利水、消黄疸、治疗淋病等作用。

② 五种黄病：指黄疸、黑疸、酒疸、谷疸、女劳疸五种。

谷米第四

薏苡人 ①

薏苡人：味甘，温，无毒。主筋拘挛②，不可屈伸，久③风湿痹下气。久服轻身益力。其生根④，下三虫。

《名医》云："薏苡人除筋骨中邪气不仁，利肠胃，消水肿，令人能食。"一名𧄔⑤，一名感米，蜀人多种食之。

【译】（略，下同）

---

① 薏苡人：又叫起实、𧄔（gàn）米、回回米、草珠儿、芑实、菩提子等，为禾本科植物薏苡的种仁，内含脂肪、蛋白质、碳水化合物、以及少量维生素B₁，种子含多种氨基酸、薏苡酯、薏苡素、三萜化合物等成分。有健脾胃、补肺气、清热利湿、活血通脉、消肿去湿等作用。

② 主筋拘挛：《神农本草经》作"筋骨拘挛"。

③《神农本草经》无"久"字。

④ 其生根：薏苡根，又名打碗子根、五谷根、尿珠根，含有薏苡素、葡萄糖、蛋白质、淀粉、棕榈酸、硬脂酸、豆甾醇以及氯化钾等成分。有清热利湿、健脾和胃、杀虫、止腹痛的作用。

⑤ 一名𧄔：见《说文解字》。

胡麻^①

胡麻：味甘，平，无毒。主伤中虚羸，补五内，益气力，长肌肉，填髓脑，坚筋骨；疗金疮，止痛；以伤寒温疟，大吐下后虚热困乏^②。久服轻身不老、明耳目、耐寒暑、延年。

作油微寒^③，主利大肠，产妇胞衣不落生者；摩疮肿；生秃发、去头面游风。一名巨胜^④，一名狗虱^⑤，一名方茎，一名鸿芷^⑥。

叶^⑦：名青蘘，主伤暑热。

---

① 胡麻：分黑脂（芝）麻、白脂（芝）麻两种。黑脂麻又名乌麻、油麻、交麻、巨胜子等，为胡麻科植物脂麻的黑色种子。内含脂肪油可达60%，其中主要含油酸、花生酸、亚油酸、棕榈酸、廿二酸、廿四酸等的甘油脂，芝麻素、甾醇、芝麻酚和维生素E等成分，此外还含有蔗糖、戊聚糖、蛋白质、卵磷脂、烟酸、叶酸和多量的钙等成分。有补中益气、养五脏、滋补肝肾、活血脉、乌发、润肠、通便、长肌肉、添骨髓等作用。白脂麻即脂麻的白色种子，种子含油量达53%，蛋白质、糖类、灰分、粗纤维等，白脂麻油的主要成分为油酸、亚麻酸、硬脂酸、软脂酸等。白脂麻也有补虚劳、活血脉、润心肺、通便的作用。

② 大吐下后虚热困乏：《名医别录》作"大吐血后虚热羸困。"

③ 作油微寒：《本草纲目》曰："胡麻取油，以白者为胜。"麻油又名生油、香油、清油，有解毒生肌、润肠通便的作用。

④ 一名巨胜：见《神农本草经》。

⑤ 一名狗虱：见《吴普本草》。

⑥ 一名鸿芷：见《名医别录》。

⑦ 叶：胡麻叶，又名巨胜苗、蔓、梦神等，内含胶质、脂麻弍等成分。味甘，性寒，有补五脏、益肾气、坚筋骨、聪耳目、祛风寒湿痹、止崩中带下、利大肠的作用。

花①：主生秃发。七日采最上摽头②者，阴干用之。

白麻子③

白麻子：味甘，平，无毒。宜肝，解中益气，肥健不老。治中风汗出；逐水，利小便；破积血，风毒肿，复血脉；产后乳馀疾④；能长发，可为沐药。久服神仙。

粘⑤

粘：味甘，微温，无毒。补虚冷，益气力；止肠鸣；咽痛；除唾血；却卒嗽⑥。

---

① 花：胡麻花，又名乌麻花，治秃发、冻疮，润大肠。

② 摽（biāo）头：扬着头。

③ 白麻子：大麻仁，又名麻子仁、大麻子、冬麻子、火麻子等，为桑科植物大麻的种仁，内含脂肪油约30%，其中主要成分是饱和脂肪酸、不饱和脂肪酸、油酸、亚油酸、亚麻酸、大麻酚、植酸钙镁等成分。中医认为入脾、胃、大肠经，有补中益气、润燥通便、润心肺、止消渴的功效，有治汤、火伤、疥疮癣癫、产后诸疾等作用。

④ 产后乳馀疾：《名医别录》作"乳妇产后余疾"。

⑤ 粘：粘糖，即饴糖，又名饧、胶饴等。是用米、麦、粟或玉米等粮食经发酵、糖化制成的糖类食品。饴糖有硬、软两种，硬饴糖是软饴糖经搅拌、混入空气后凝固成多孔状、黄白色；软饴糖则为黄褐色浓稠液体，黏性很大。药用一般以软饴糖为佳。入脾、胃、肺经，有补五脏六腑诸虚损、生津润燥、益气力、助消化、消痰止嗽的功效，有治腹中寒痛、吐血、便秘等作用。

⑥ 却卒嗽：一本作"却咳嗽"。

大豆

大豆黄卷①：味甘，平，无毒。主久风湿痹②筋挛，膝痛；除五脏③，胃气结积，益气，止毒④；去黑痣、面默⑤，润泽皮毛。宜肾。

生大豆⑥：味甘，平、冷，无毒。生捣淳酢和涂之，治一切毒肿，并止痛。煮汁冷服之，杀鬼毒⑦，逐水胀，除胃中热，却风痹⑧，伤中，淋露，下瘀血，散五脏结积内寒，杀乌头⑨，三建，解百药毒；不可久服，令人身重。

其熬屑⑩：味甘，温、平，无毒。主胃中热，去身肿，除痹⑪；消谷，止腹胀。九月采。

---

① 大豆黄卷：又名大豆卷、大豆蘖（niè）、黄卷、卷蘖、黄卷皮、菽（shū）蘖等，为豆科植物大豆的种子（黑大豆）发芽后晒干而成。有清热解表、利湿消肿、活血气、润肌肤、除筋挛骨痛的作用。

② 主久风湿痹：《神农本草经》无"久"字。

③ 除五脏：《名医别录》一本作"五脏不足"，文义明白，可参考。

④ 止毒：《名医别录》作"止痛"。

⑤ 面默：《名医别录》作"去黑蚨（rú）"。

⑥ 生大豆：黑大豆，又名乌至、冬豆子、大菽，为豆科植物大豆的黑色种子。含有丰富的脂肪、蛋白质、碳水化合物、胡萝卜素以及维生素B_1、维生素B_2、烟酸、葡萄糖、木糖、皂甙等成分。有补肝肾、调中下气、活血通脉、疏风解痉、除湿利水的作用，并能解诸药毒。

⑦ 杀鬼毒：一种迷信说法。

⑧ 却风痹：《名医别录》作"除胃中热痹"。

⑨ 杀乌头：《名医别录》作"杀乌头毒"。

⑩ 其熬屑：《名医别录》作"炒为屑"。

⑪ 除痹：《名医别录》作"去肿除痹"。

黄帝云："服大豆屑忌食猪肉，沙豆不得与一岁已上、十岁已下小儿食，食竟啖猪肉，必拥气死。"

赤小豆①

赤小豆：味甘、咸，平、冷，无毒。下水肿，排脓血。一名赤豆②。不可久服，令人枯燥③。

青小豆④

青小豆：味甘、咸，温、平、涩，无毒。主寒热，热中，消渴；止泄利，利小便；除吐逆，卒澼，下腹胀满。一名麻累，一名胡豆。

黄帝云："青小豆合鲤鱼鲊食之，令人肝⑤至五年成，干痟病⑥。"

大豆豉⑦

大豆豉：味苦、甘，寒，涩，无毒。主伤寒头痛，寒热，辟瘴气恶毒，烦躁满闷，虚劳喘吸，两脚疼冷，杀六畜

① 赤小豆：又名红豆、小红绿豆、虱梅豆、红饭豆等，为豆科植物赤小豆或赤豆的种子。营养较为丰富，内含蛋白质、脂肪、碳水化合物、灰分、粗纤维、核黄素、钙、磷、铁、硫胺素、尼克酸等成分。入心、小肠经，有清热解毒、消肿排脓、利水除湿、去心热止消渴等功用。

② 一名赤豆：见《日华子本草》。

③ 令人枯燥：陶弘景云："性逐津液，久食令人枯燥。"

④ 青小豆：豌豆，一说为绿豆，忌食鲤鱼。

⑤ 令人肝：此处疑有缺文。

⑥ 干痟（xiāo）病：慢性消瘦症。痟，同"消"。

⑦ 大豆豉：淡豆豉，又名香豉、淡豉。为豆科植物大豆的种子经蒸罨（yǎn）加工而成。有清热解表、除心胸烦闷、发汗的作用。

胎子诸毒。

大麦①

大麦：味咸，微寒，滑，无毒。宜心。主消渴，除热。久食令人多力，健行。

作蘖②：温，消食和中。熬末，令赤黑，捣作麨③，止泄利；和清酢浆④服之，日三，夜一服。

小麦⑤

小麦：味甘，微寒，无毒。养肝气；去客热，止烦渴咽燥；利小便；止漏血、唾血；令女人孕必得。

易作麹⑥，六月作者温、无毒，主小儿痼⑦食不消，下五

---

① 大麦：又名倮麦、饭麦、䅵（móu）、牟麦、赤膊麦等，为禾本科植物大麦的果实。有宽中下气、消渴除热、和脾胃、止泄泻、利小便的作用。

② 作蘖：麦蘖即麦芽的古籍名，原名为糵麦蘖，使麦子萌出嫩芽后晒干，就制成此品。味咸，性温，无毒，有温中下气、消食除满、和脾胃的功能。

③ 麨（chǎo）：又名糗，即麦麨，系大麦炒黄制成。味甘苦，性微寒，无毒。有解烦热、消渴、止泄泻的作用。

④ 酢浆：醋。

⑤ 小麦：又名麳，为禾本科植物小麦的种子或其面粉。含蛋白质、淀粉、糊精、糖类、脂肪、粗纤维等，脂肪油中主要为油酸、亚油酸、硬脂酸的甘油酯和棕榈酸等成分，此外还含有蛋白酶、麦芽糖酶、淀粉酶、卵磷脂、谷甾醇和微量的维生素B等成分。营养相当丰富。

⑥ 麹（qū）：小麦曲的原名，又名酒母、酒药，系以米麦包腌而成。多以六月作者良，入药以陈久者较好。味甘，性温，无毒。有调中下气、补胃气、消食化积等作用。另有一种面曲，多在三伏时，用白面、绿豆以蓼汁煮烂，用辣蓼末、杏仁泥调和，踏成面饼，再用楮叶包，挂在通风处，等颜色变黄后再收存起来，以备使用。味甘，性温，无毒。有消食积、酒积、糯米积等功用，和小麦曲作用相同。

⑦ 痼（xiān）："痫"的异体字。

痔虫，平胃气，消谷，止利。

作面①：温，无毒，不能消热止烦②。不可多食，长宿癖，加客气，难治。

青粱米③

青粱米：味甘，微寒，无毒。主胃痹，热中；除消渴，止泄利，利小便；益气力，补中，轻身长年。

黄粱米④

黄粱米：味甘，平，无毒。益气，和中，止泄利。人呼为竹根米⑤，又却当风卧，湿寒中者⑥。

白粱米⑦

白粱米：味甘，微寒，无毒。除热，益气。

粟米⑧

粟米：味咸，微寒，无毒。养肾气，去骨痹，热中，益

---

① 作面：小麦面，味甘，性温，有补虚强气力、厚肠胃、助五脏、散血止痛的作用。

② 不能消热止烦：语见《名医别录》。

③ 青粱米：禾本科植物粟的一种青粱的种仁，有补中益气、治烦热、消渴、泻痢的作用。粱米，即现在所称的小米，有青粱、黄粱、白粱三种。《本草纲目》曰："青粱米，今粟中有大而青黑者是也，其谷芒多米少，其性最凉，而宜病人。"

④ 黄粱米：黄粱的种仁，即今所称的黄小米。

⑤ 竹根米：起于唐代，最早见于本书。

⑥ 又却当风卧，湿寒中者：指能除去由于当风而卧所受风、寒、湿引起的胃、腹疼痛。

⑦ 白粱米：粟的一种白粱的种仁，有和中益气、除烦热止渴的功效。

⑧ 粟米：又名粢（zī）米、粟谷、小米、硬粟、籼粟、谷子、稞子等。为禾本科植物粟的种仁。内含脂肪、蛋白氮、灰分、淀粉、还原糖等，另含油质成分，主要是液体脂肪酸、固体脂肪酸、不皂化物等。有和中益气、滋阴养肾、健脾胃、暖中、除虚热、解毒、止消渴、利小便等作用。经常食用，有较好的食疗效果。

气。

陈粟米 [1]

陈粟米：味苦，寒，无毒。主胃中热，消渴，利小便。

丹黍米 [2]

丹黍米：味苦，微温，无毒。主咳逆上气，霍乱，止泄利，除热，去烦渴。

白黍米 [3]

白黍米：味甘、辛，温，无毒。宜肺，补中益气。不可久食，多热，令人烦。

黄帝云："五种黍米 [4] 合葵食之，令人成痼疾"。又以脯腊著五种黍米中藏储食之。云："令人闭气。"

陈廪米 [5]

陈廪米：味咸、酸，微寒，无毒。除烦热 [6]，下气，调胃，止泄利。

黄帝云："久芹脯腊安米中，满三月，人不知，食之害人。"

---

[1] 陈粟米：储存时间较长的粟米，其性质比新鲜粟米稍凉一些，作用相近。

[2] 丹黍米：赤黍米，又名红莲米、赤虾米，为禾本科植物黍的种子。去壳黍米含粗纤维、粗蛋白、淀粉、灰分、油质。油质中主要为脂肪酸、棕榈酸、油酸、亚油酸、异亚油酸等。有补中益气、除烦渴、止吐逆、咳嗽的作用。

[3] 白黍米：白颜色的黍米。

[4] 五种黍米：指白、赤、黄、黑、褐五种颜色的黍米。

[5] 陈廪（lǐn）米：又名陈仓米、陈米、小米、老米、红粟，为储存年久的粳米。

[6] 除烦热：《名医别录》作"除烦渴。"

蘖米①

蘖米：味苦，微温，无毒。主寒中，下气，除热。

秫米②

秫米：味甘，微寒，无毒。主寒热，利大肠，治漆疮。

酒③

酒：味苦、甘、辛，大热，有毒。行药势，杀百邪，恶气。黄帝云："暴下后饮酒者，膈上变为伏热；食生菜饮酒，莫灸腹，令人肠结。"

扁鹊云："久饮酒者腐肠烂胃，溃髓蒸筋，伤神损寿；醉当风卧，以扇自扇，成恶风；醉以冷水洗浴，成疼痹。大醉汗出，当以粉粉身，令其自干，发成风痹④。常日未没食讫，即莫饮酒，终身不干呕。饱食讫，多饮水及酒，成痞僻。"

萹豆⑤

萹豆：味甘，微温，无毒。和中下气。

---

① 蘖米：粟芽、谷芽的原名。

② 秫（shú）米：又名糯秫、糯粟、黄糯、黄米等。为禾本科稷属。秫米为稷、粟类之一种，有黏性，有赤、白、黄三种颜色。可以酿酒、熬糖、作粢（cí）糕，也可供药用。

③ 酒：米、麦、黍、高粱等发酵、曲酿、蒸馏成的一种饮料。

④ 这句话是说醉后汗出，应用香粉粉身，吸收汗液，不可以扇扇子或吹凉风令汗干，这样极易受凉，变成风痹症。

⑤ 萹豆：又名藊（biǎn）豆、蛾眉豆、沿篱豆、凉衍豆、羊眼豆等，为豆科植物扁豆的白色种子。

其叶[①]：平，主霍乱，吐下不止。

稷米[②]

稷米：味甘，平，无毒。益气安中，补虚、和胃、宜脾。

粳米[③]

粳米：味辛、苦，平，无毒。主心烦、断下利，平胃气，长肌肉。

温[④]，又云：生者冷，燔者热[⑤]。

糯米[⑥]

糯米：味苦，温，无毒。温中，令人能食，多热[⑦]，大便鞕。

酢[⑧]

酢：味酸，温，涩，无毒。消痈肿，散水气，杀邪毒，

---

① 其叶：蔦豆叶含叶黄素、胡萝卜素等，可治吐泻、疮毒、跌打损伤等病。

② 稷米：又名粢米、𥝩米、糜子米，为禾本科植物黍的种子中性质不黏的一种。

③ 粳米：又名大米。禾本科植物稻（粳稻）的种仁，内含大量淀粉，还含蛋白质、脂肪以及少量的B族维生素、乙酸、苹果酸、柠檬酸等多种有机酸，还有葡萄糖、果糖、麦芽糖等单糖。有补中益气、健脾和胃、除烦渴、止泻痢、壮筋骨、长肌肉等作用。

④ 此处有遗漏。

⑤ 生者冷，燔者热：《本草纲目》云："北粳，凉；南粳，温；赤粳，热；白粳，凉；晚白粳，寒；新粳，热；陈粳，凉。"

⑥ 糯米：又名江米、元米，为黏性糯稻的种仁。

⑦ 令人能食，多热：《名医别录》作"令人多热"，是"能食"二字疑误。

⑧ 酢：醋的古名，又名苦酒、淳酢、醯、米醋等，为米、麦、高粱或酒、酒糟等酿成的含有乙酸的液体。有止血、散瘀、解毒、杀虫、止痒等作用；并可预防流行性感冒，流行性脑脊髓膜炎；还可以治疗胆道蛔虫病、蛲虫病、石灰烧伤等症。

血运①。扁鹊云：多食酢，损人骨。能理诸药消毒。

乔麦②

乔麦：味酸，微寒，无毒。食之难消，动大热风。

其叶③：生食动刺风，令人身痒④。

黄帝云："作面和猪、羊肉热食之，不过八、九顿，作热风，令人眉须落，又还生，仍希少。泾邠已北，多患此疾。"

盐⑤

盐：味咸，温，无毒。杀鬼蛊邪⑥，注毒气，下部䘌疮；伤寒寒热，能吐胸中痰澼，止心腹卒痛；坚肌骨。不可多食，伤肺喜欬，令人色肤黑，损筋力。

扁鹊云："盐能除一切大风疾痛者，炒熨之。"

黄帝云："食甜粥竟，食盐即吐，或成霍乱。"

① 血运：运，即是"晕"，音近相通用。妇人产后血晕，可烧红铁，放入醋中，即可苏醒。一本《千金方》作"治血运"，有"治"字，更好理解文义，应加上。

② 乔麦：一作荞麦，又名乌麦、荍（qiáo）麦、花荞、甜荞、荞子等，为蓼科植物荞麦的种子，有开胃宽肠、下气消积、止泄泻、消痈疽、治火烫伤等作用。

③ 叶：又名荞麦秸，为荞麦的茎叶。味酸，性寒，有下气、利耳目、治噎食、痈肿、蚀恶肉、止血、滑肠的作用。

④ 令人身痒：荞麦秸含有红色莹光色素，某些人吃后会产生过敏的各种症状，对皮肤也可以产生某些刺激作用，如皮炎、搔痒等。

⑤ 盐：又名食盐、咸鹾（cuó）、鹴（xiāo）、鹾等名，为海水、盐池、盐井中的水经蒸、晒而成的结晶体，主要成分为氯化钠。中医认为它归入胃、肾、大小肠经，有清热解毒、凉血去瘀、坚骨固齿、降逆消痰、杀虫、涌吐秽物等功能，亦即有杀菌、抗炎、消肿的作用，所以能除"毒气"，消"下部䘌疮"等。

⑥ 鬼蛊邪：古代一种迷信说法。

鸟兽第五

四十条（附虫、鱼）

人乳汁 ①

人乳汁：味甘，平，无毒。补五脏，令人肥白悦泽。

【译文】（略，下同）

马乳汁 ②

马乳汁：味辛，温，无毒。止渴。

牛乳汁 ③

牛乳汁：味甘，微寒，无毒。补虚羸，止渴。入生姜、葱白，止小儿吐乳。补劳。

---

① 人乳汁：营养极其丰富，对人体是很好的补益品。富含蛋白质、脂肪、碳水化合物、灰分、乳化钙、磷、铁、维生素 A、维生素 B$_1$、维生素 B$_2$ 等多种营养成分。人乳热服能补益五脏、益智填精、润躁生津、滋补血虚。凡大便秘结、舌根强硬、目赤眼昏等用之皆有效；用新鲜人乳滴眼，可治目赤、目痛多泪等眼疾；用人乳制成眼药，临床上用于治疗电光性眼炎，疗效极佳。

② 马乳汁：每 100 克含水分 91 克、蛋白质 21 克、脂肪 11 克、碳水化合物 6 克、灰分 4 克。一说味甘，性凉，有补血润燥、清热止渴的功能。

③ 牛乳汁：牛奶因奶牛的种类、年龄、采乳时间、饲养方法等不同，营养成分也有变化。一般来讲，牛乳含蛋白质、脂肪、碳水化合物、灰分、核黄素、尼克酸、钙、磷、铁、抗坏血酸及维生素等。有补五脏六腑虚损、生津止渴、润肠通便、润肌肤等作用。对年老体衰、体弱多病的人群及婴幼儿最为适宜。

羊乳汁①

羊乳汁：味甘，微温，无毒。补寒冷，虚乏②，少血色。令人热中。

驴乳③

驴乳：味酸，寒（一云大寒），无毒。主大热、黄疸，止渴。

母猪乳

母猪乳：平，无毒。主小儿惊痫，以饮之神妙。

马、牛、羊酪④

马、牛、羊酪：味甘、酸，微寒，无毒。补肺脏，利大肠。

黄帝云："食甜酪竟，即食大酢者，变作血瘕及尿血。"

华佗云："马、牛、羊、酪，蚰蜒⑤入耳者，灌之即出。"

---

① 羊乳汁：含有蛋白质、脂肪、碳水化合物、灰分、钙、磷、铁、核黄素以及维生素C等。和牛乳相比，羊乳较富于脂肪及蛋白质，而绵羊乳更高。有补虚劳、益精气、润心肺、主消渴、反胃、哕逆、口疮、通大便的作用。

② 补寒冷，虚乏：在医学理论上"补寒冷"一句解释不通，《名医别录》作"补虚冷虚乏"，于理较明。今当改。

③ 驴乳：含脂肪、乳糖、灰分、水分、酪蛋白、清蛋白。有治疗消渴、黄疸、小儿惊痫、风热赤眼、蜘蛛咬伤、急性心绞痛等功能。

④ 酪：为牛、马、羊、骆驼等之乳汁炼制而成的食品。有补肺、养阴、清热、消渴、润肠、滋肌肤、止搔痒等作用。

⑤ 蚰（yóu）蜒（yán）：百足虫的一种类型，节肢动物，像蜈蚣而略小，体色黄褐，有细长的脚十五对，生活在阴湿地方，捕食小虫，有益农事。蚰蜒与蜈蚣是近亲，比普通的蜈蚣小，触角和脚部很细很长，毒颚很大，栖息房屋内外阴湿处。

沙牛及白羊酥 ①

沙牛及白羊酥：味甘，微寒，无毒。除胸中客气，利大、小肠，治口疮。

牦牛酥 ②

牦牛酥：味甘，平，无毒。去诸风湿痹，除热，利大便，去宿食。

醍醐 ③

醍醐：味甘，平，无毒。补虚，去诸风痹，百练乃佳。甚去月蚀疮④。添髓补中填骨，久服增年。

熊

熊肉⑤：味甘，微寒，微温，无毒。主风痹不仁，筋急五缓。若腹中有积聚，寒热羸瘦者，食熊肉病永不除。

---

① 沙牛及白羊酥：《本草纲目》曰："益虚劳、润脏腑、泽肌肤、和血脉、止急痛、治诸疮。温酒化服食。"酥，多用牛乳、羊乳合熬炼，所得的油质，又名酥油、马思哥油。本品系用牦牛乳和白羊乳合制而成，故名"沙牛白羊酥"。

② 牦牛酥：牦牛的乳制品。牦牛，又名旄（máo）牛、毛犀等。

③ 醍（tí）醐（hú）：牛乳制成的食用脂肪。一般成分有蛋白质、水分、碳水化合物、灰分、核黄素、尼克酸、维生素C、维生素A、钙、磷、铁、硫胺素等成分。主要成分是脂肪，其中含饱和脂肪酸、不饱和的油酸和花生酸、亚油酸、亚麻酸等。有补诸虚、养营滋阴、润燥止渴、润肌肤、止搔痒、添骨髓等作用。

④ 月蚀疮：由于胎毒未净，体内湿热郁蒸或大人血热而波及小儿，耳后生疮，时愈时发，或者随月盈就加重，月亏就减轻，所以称为"月蚀疮"。

⑤ 熊肉：熊科动物黑熊或棕熊的肉，有补虚损、益气血、强筋骨、润肌肤、治疗风痹、手足麻木、筋脉牵急等作用。

其脂①：味甘，微寒。治法与肉同。又去头疡白秃，面
䵟䵇②，食饮呕吐。久服强志不饥，轻身长年。

黄帝云："一切诸肉煮不熟，生不敛者，食之成瘕。熊
及猪二种脂，不可作灯，其烟气入人目失明，不能远视。"

羊

羖羊角③：味酸、苦，温、微寒，无毒。主青盲，明
目；杀疥虫；止寒泄；心畏惊悸④。除百节中结气及风伤蛊
毒⑤；吐血；妇人产后余痛；烧之，杀鬼魅，辟虎狼。久服
安心、益气、轻身；勿令中湿有毒。

髓：味甘，温，无毒。主男子女人伤中，阴阳气不足，
却风热，止毒，利血脉，益经气。以酒和服之亦可，久服不
损人。

青羊胆汁⑥：冷，无毒。主诸疮，能生人身脉；治青
盲、明目⑦。

---

① 脂：指熊脂，又名熊白、熊油，为熊的脂肪油。作用与熊肉相同。陶弘景："脂
即是熊白，是背上膏，寒月则有，夏月则无，其腹中肪及身中膏，煎取可作药，而
不中啖。"

② 䵟䵇（zèng）：脸上的黑斑。

③ 羖（gǔ）羊角：为牛科动物雄性山羊或雄性绵羊的角。

④ 心畏惊悸：《神农本草经》作"止惊悸"。

⑤ 除百节中结气及风伤蛊毒：《名医别录》作"疗百节中结气、风头痛"。

⑥ 青羊胆汁：羊胆汁的主要成分有胆色素、黏蛋白、胆汁酸盐、卵磷脂、胆甾醇、
以及碳酸氢钠等成分，有清热解毒、明目退翳、治疗青光眼、雀盲症、红眼症以及
诸种疮疡、咽喉肿痛、肺痨吐血、食道结核、便秘等功效。

⑦ 治青盲、明目：见《名医别录》。

肺①：平。补肺、治嗽②；止渴；多小便；伤中，止虚补不足；去风邪。

肝③：补肝、明目。

心④：主忧恚，膈中逆气⑤。

肾⑥：补肾气虚弱，益精髓⑦。

头骨⑧：主小儿惊痫，煮以浴之。

蹄肉⑨：平，主丈夫五劳七伤。

肉：味苦、甘，大热，无毒。主暖中止痛⑩，字乳余疾，及头脑中大风汗自出⑪，虚劳寒冷，能补中益气力，安

---

① 肺：羊肺中含蛋白质、脂肪、水分、灰分、磷、钙、铁以及硫胺素、核黄素、尼克酸等。有补肺气、祛咳嗽、止消渴、通调水道等作用。

② 补肺、治嗽：见《名医别录》。

③ 肝：指羊肝。它含水分、蛋白质、脂肪、碳水化合物、灰分、维生素A、钙、磷、铁等成分，有补虚劳羸瘦、益血气，补肝肾、明目退翳、治青盲内障等功能，还可以治疗萎黄病、妇人产后贫血、肺结核及多种眼病。

④ 心：指羊心。它含蛋白质、脂肪、灰分、水分、维生素C、尼克酸、核黄素、钙、磷、铁等成分。有补心气、止惊悸、治膈中气逆、解烦郁等作用。

⑤ 主忧恚（huì），膈中逆气：《名医别录》作"止忧恚膈气"。

⑥ 肾：指羊肾。它有补肾气、益精髓、治腰脊疼痛、足膝痿弱、壮阳事、止小便淋漓等作用。

⑦ 补肾气虚弱，益精髓：《名医别录》作"补肾气、益精髓"。

⑧ 头骨：《唐本草》曰："头骨：疗风眩、瘦疾。"《本草纲目》曰："甘，平，无毒。"

⑨ 蹄肉：《本草纲目》曰："疗肾虚精渴。"

⑩ 主暖中止痛：一本作"主暖中止痛，利产妇"。

⑪ 字乳余疾，及头脑中大风汗自出：《名医别录》作"主缓中，字乳余疾，及头脑大风汗出"。

心止惊；利产妇，不利时患人[①]。

头肉：平。主风眩瘦疾；小儿惊痫；丈夫五劳七伤。

其骨：热。主虚劳寒中羸瘦，其宿有热者，不可食。

生脂[②]：止下痢脱肛，去风毒；妇人产后腹中绞痛。

肚[③]：主胃反；治虚羸；小便数；止虚汗。

黄帝云：“羊肉共酢食之伤人心，亦不可共生鱼、酪和食之，害人。凡一切羊蹄甲中有珠子白者名‘羊悬筋’，食之令人癫。”

白羊黑头，食其脑，作肠痈。羊肚共饭饮常食，久久成反胃，作噎病。甜粥共肚食之，令人多唾，喜吐清水。羊脑、猪脑，男子食之损精气少子，若欲食者研之如粉，和醋食之，初不如不食佳。青羊肝和小豆食之，令人目少明。一切羊肝生共椒食之，破人五脏，伤心，最损小儿。弥忌水中柳木及白杨木，不得铜器中煮羖羊肉，食之，丈夫损阳，女子绝阴。暴下后不可食羊肉髓及骨汁，成烦热难解还动利。凡六畜五脏著草自动摇，及得咸酢不变色，又堕地不汙，又与犬，犬不食者，皆有毒，杀人。六月勿食羊肉，伤人神气。

① 时患人：指时病患人。

② 生脂：山羊或绵羊的脂肪油，有补虚损、润燥、祛风、化毒的作用。

③ 肚：指羊肚，又名羊胃、羊膍（pí）胵（chī）。有补虚损、健脾胃、止消喝、治盗汗、小便数的作用。

牛

沙牛髓①：味甘，温，无毒。安五脏，平胃气，通十二经脉，理三焦，约温骨髓②，补中，续绝伤，益气力；止泄利，去消渴，皆以清酒和暖服之。

肝③：明目。

胆④：可丸百药，味苦，大寒，无毒。除心腹热渴，止下利，去口焦燥，益目精。

心：主虚忘。

肾：去湿痹，补肾气，益精。

齿⑤：主小儿牛痫⑥。

肉：味甘，平，无毒。主消渴，止唾涎出⑦，安中益气力，养脾胃气。不可常食，发宿病。自死者不任食。

---

① 沙牛髓：有补肾气、润肺、美颜色、止消渴、治跌扑损伤、手足皲（jūn）裂等作用。黄牛、水牛的骨髓也有同样功效。

② 约温骨髓："约"字没有意义，疑为衍文。

③ 肝：指牛肝。它有养血、明目、补肝肾的作用，味甘，性平，无毒。

④ 胆：指牛胆，为黄牛或水牛的胆。牛胆汁除水分外，主要含胆色素、粘蛋白体、胆酸钠盐以及少量的脂肪、卵磷脂、胆碱、胆甾醇、氯化钠、磷酸钙、铁等无机盐。有清肝明目、利胆通肠、解毒消肿、止惊风、豁痰等作用。《药性论》曰："青牛胆主消渴，利大、小肠。"《名医别录》曰："乌牛胆，主明目，疗疳湿，以酿槐子，服之弥神。"

⑤ 齿：指牛齿。它有固齿的作用。中医认为六畜的牙齿，可以治疗六种癫痫。

⑥ 牛痫：脾痫，它属于脾病的癫痫，临床症状为面色痿黄、腹满胀、眼睛无光、眼神发直、大便泻泄、四肢筋脉缓软、声音如牛鸣，故名为"牛痫"。

⑦ 止唾涎出：《名医别录》作"止呃泄"。

喉咙①：主小儿啤②。

黄犍、沙牛、黑牯牛尿③：味苦、辛，微温、平，无毒。主水肿腹脚俱满者，利小便。

黄帝云："乌牛自死北首者，食其肉害人。一切牛盛热时卒死者，总不堪食，食之作肠痈患。"

甲蹄牛④：食其蹄中拒筋，令人作肉刺。

独肝牛肉：食之杀人。牛食蛇者独肝，患疥。

牛、马肉食，令人身体痒。牛肉共猪肉食之，必作寸白虫。直尔黍米、白酒、生牛肉共食，亦作寸白，大忌。人下利者食自死牛肉必剧。一切牛、马乳汁及酪，共生鱼食之，成鱼瘕。六畜脾，人一生莫食。十二月勿食牛肉，伤人神气。

马

马心：主喜忘。

肺：主寒热，茎痿。

肉：味辛、苦，平、冷，无毒。主伤中；除热；下气、长筋、强腰脊、壮健、强志、利意，轻身不饥。

黄帝云："白马自死，食其肉害人。白马玄头，食其脑令人癫。白马鞍下乌色彻肉里者，食之伤人五脏。下利者，食马肉必加剧。白马青蹄，肉不可食。一切马汗气及毛不可

---

① 喉咙：指牛喉。它可治反胃、吐食、小儿呷气等，其中以白水牛的喉咙为最好。

② 啤：应为"呷"字。

③ 黄犍、沙牛、黑牯牛尿：均是牛的不同种类，牛尿以此三种牛的为好，入药用。

④ 甲蹄牛：牛蹄甲。烧灰服可治牛痫。

入食中，害人。诸食马肉心烦闷者，饮以美酒则解，白酒则剧①。五月勿食马肉，伤人神气。"

野马阴茎：味酸、咸，温，无毒。主男子阴痿缩，少精。

肉：辛，平，无毒。主人马痫②，筋脉不能自收，周痹，肌不仁。病死者不任用。

驴

驴肉③：味酸，平，无毒。主风狂，愁忧不乐，能安心气。病死者不任用。

其头烧却毛，煮取汁，以浸曲酿酒，甚治大风动摇不休者。皮胶④亦治大风。

狗

狗阴茎⑤：味酸，平，无毒。主伤中，丈夫阴痿⑥不起。

① 饮以美酒则解，白酒则剧：《本草纲目》曰："食马中毒者，饮芦服汁，食杏仁可解。"

② 马痫：心痫。因呼吸不畅，风痰壅滞，面赤目瞪，吐舌啮舌，心烦气短，声音犹如马鸣，故名为"马痫"。

③ 驴肉：为马科动物驴的肉，又名漠骊、毛驴。有补血益气的作用。《日华子本草》曰："解心烦，止风狂，酿酒治一切风"。而《本草衍义》曰："驴肉食之动风，脂肥尤甚，屡试屡验。《日华子》以为止风狂，治一切风，未可凭也。"可供参考。

④ 皮胶：驴皮胶，又名阿胶、傅致胶、盆覆胶。味甘，平，无毒。入肺、肝、肾诸经，有补气血、益肝肾、止血、调经、安胎、除风润燥、添精固肾等作用，脾胃虚弱者慎服，或少服。《本草拾遗》曰："凡胶俱能疗风、止泄、补虚，驴皮胶主风为最。"

⑤ 狗阴茎：又名狗精、狗阴、黄狗肾、狗鞭、牡狗阴茎，为犬科动物狗的雄性的外生殖器。以广东所产者最著名，通称为"广狗肾"。含有蛋白质、脂肪、雄性激素等成分。有补精髓、壮腰肾、治男子阳痿及女子带下等功效。

⑥ 阴痿：病症名，又称"阳痿"。

狗脑①：主头风痹，下部䘌疮，疮中息肉②。

肉③：味酸、咸，温，无毒。宜肾、安五脏，补绝伤劳损，久病大虚者，服之轻身，益气力。

黄帝云："白犬合海鲥④食之，必得恶病。白犬自死不出舌者，食之害人。犬，春月多狂，若鼻赤起而燥者，此欲狂，其肉不任食。九月食犬肉，伤人神气。"

犹

犹卵⑤：味甘，温，无毒。除阴茎中痛、惊痫、鬼气⑥、蛊毒，除寒热、贲豚、五癃、邪气挛缩。一名犹颠⑦。阴乾，勿令败。

犹肉⑧：味辛，平，有小毒。不可久食，令人遍体筋肉碎痛，乏气。

---

① 狗脑：狗脑髓。

② 疮中息肉：《名医别录》曰："主头风痹痛，疗下部䘌疮，鼻中息肉。"《千金食治》作"疮中息肉"，误，应改"疮"为"鼻"。

③ 肉：指狗肉。它入脾、胃、肾经，有补中益气、温肾助阳、厚肠胃、壮腰膝、治败疮久不收敛等作用。

④ 海鲥（yóu）：鱼类的一科，体形椭圆侧扁，头大，有许多棘状突起，背部色淡黄带赤，有黑色及红色斑纹，口大，尾团扇状，生活在近海。

⑤ 犹卵：犹，通肬、豚、豞，即今之猪字。犹卵，就是猪的睾丸。本品入药，以幼雄猪的较好。有补肾纳气、治惊痫、疝气、哮喘、小便癃闭、少腹急痛等功效。

⑥ 鬼气：于文意不明，他书曰："主鬼疰蛊毒"，可参考。是一种迷信的说法。

⑦ 犹颠：见《神农本草经》。《济生方》又名：猪石子；《本草蒙荃》又名：猪睾丸。

⑧ 犹肉：猪肉。营养丰富，有瘦肉和肥肉，含蛋白质、脂肪、碳水化合物等，有滋阴润燥、补气养血等功用。为我们日常生活中的食疗佳品。

大猪后脚悬蹄甲^①：无毒。主五痔，伏热在腹中，肠痈内蚀。取酒浸半日，灸焦用之。

大猪四蹄：小寒，无毒。主伤挞诸败疮。

母猪蹄：寒，无毒。煮汁服之，下乳汁，甚解石药毒。

大猪头肉：平，无毒。补虚乏气力，去惊痫鬼毒、寒热、五癃。

脑^②：主风眩。

心：平，无毒。主惊邪、忧恚、虚悸、气逆，妇人产后中风，聚血气惊恐。

肾^③：平，无毒。除冷利，理肾气，通膀胱。

肝：味苦，平，无毒。主明目。

猪喙^④：微寒，无毒。主冻疮痛痒。

肚^⑤：微寒，无毒。补中益气，止渴，断暴利虚弱。

① 大猪后脚悬蹄甲：又名猪悬蹄、猪蹄合子、猪爪甲、猪退等，有治疗痔疮、咳嗽喘息、冻疮、肠痈等症的作用，烧存性，研末外用，还可以治疗小儿白秃症。

② 脑：指猪脑。有补骨髓、益虚劳的作用，可以治疗头风眩晕，神经衰弱等症，外用涂抹冻疮、皲裂亦有效。

③ 肾：指猪肾，即猪腰子。李时珍《本草纲目》记载：猪肾性寒，不能补命门精气，方药所用，借其引导而已。《日华子本草》暖腰膝，补膀胱水脏之说为非矣。肾有虚热者宜食之。若肾气虚寒者，非所宜矣。今人不达此意，往往食猪肾为补，不可不审。

④ 猪喙（huì）：猪鼻唇。味甘、咸，微寒，无毒。上唇，治冻疮痛痒；调椒目蒸汤夜服，治盗汗；烧灰水服，治目中风翳。

⑤ 肚：指猪肚。《本草经疏》曰："为补脾胃之要品，脾胃得补，则中气益，利自止矣。《日华子本草》主补虚损，苏颂主骨蒸劳热，血脉不行，皆取其补益脾胃，则精血自生，虚劳自愈，根本固而后五脏皆安也。"

肠：微寒，无毒。主消渴，小便数，补下焦虚竭。

其肉间脂肪：平，无毒。主煎诸膏药，破冷结，散宿血，解斑猫、元青①毒。

猪洞肠②：平，无毒。主洞肠挺出血多者。

猳猪肉：味苦、酸，冷，无毒。主狂病多日不愈。

凡猪肉：味苦，微寒，宜肾，有小毒。补肾气虚竭，不可久食，令人少子精，发宿病，弱筋骨，闭血脉，虚人。肌有金疮者，食之，疮尤甚。

猪血：平，涩，无毒。主卒下血不止，美清酒和炒服之。又主中风绝伤，头中风眩③及诸淋露，贲肫暴气。

黄帝云："凡猪肝、肺，共鱼鲙食之，作痈疽。猪肝共鲤鱼肠，鱼子食之，伤人神。"

狙脑④：损男子阳道，临房不能行事。八月勿食猪肺及粘⑤，和食之，至冬发疽。十月勿食猪肉，损人神气。

鹿

鹿头肉：平。主消渴，多梦妄见者。

生血：治痈肿。

---

① 元青：芫青。

② 猪洞肠：猪肠，又名猪脏。

③ 头中风眩：《名医别录》作"中风头眩"。

④ 狙脑：味甘，性寒，无毒。有补。

⑤ 粘（yí）：同"饴"。

茎筋①：主劳损。

蹄肉：平。主脚、膝骨中疼痛，不能践地。

骨②：主内虚，续绝伤，补骨，可作酒。

髓：味甘，温。主丈夫妇人伤中，脉绝，筋急痛，欬逆，以酒和服。

肾：平。主补肾气。

肉：味苦，温，无毒。补中，强五脏，益气力。

肉生者：主中风、口僻不正，细细剉之，以薄③僻上。

华佗云："和生椒捣薄之，使人专看之正，则急去之，不尔复牵向不僻处。"

角④：错取屑一升，白密王升，溲之，微火熬，令小变色，暴干，更捣筛，服方寸匕⑤，日三，令人轻身，益气力，强骨髓，补绝伤。

---

① 茎筋：鹿茎筋，即鹿肾，又名鹿鞭、鹿阴茎、鹿冲、鹿冲肾。为鹿科动物梅花鹿或马鹿雄性的外生殖器。入肝、肾、膀胱三经，补肾气、安五脏、壮阳气、益精髓，有治疗五劳七伤、腰膝酸痛、耳鸣耳聋、阳萎遗精、宫冷不孕等功效。

② 骨：指鹿骨。它味甘、微热、无毒。有补虚羸、强筋骨、安胎、生肌收口的作用。

③ 薄：敷之意，下同。

④ 角：指鹿角，为梅花鹿或马鹿的已骨化的老角。多分砍角：即在十月至翌年二月间，将鹿杀死后，连脑盖骨砍下，除去残肉，洗净风干。退角：又称"解角""掉角"或"脱角"，是雄鹿在换角期自然脱落的角。鹿角多含胶质、磷酸钙、碳酸钙、氮化物等成分，味咸，性温，入肝、肾两经，有补益肾气、活血消肿、强壮筋骨、除恶疮痈肿的作用。《本草纲目》曰："鹿角，生用则散热行血，消肿辟邪；熟用益肾补虚，强精活血。炼霜熬膏，则专于滋补矣。"

⑤ 方寸匕：中药重量的单位名称，容量约一小汤匙（5～10克）。

黄帝云："鹿胆白者食其肉害人。白鹿肉不可和蒲白^①作羹食，发恶疮。五月勿食鹿肉，伤人神气。"

胡居士云："鹿性惊烈，多别良草。怕食九物^②，余者不尝。群处必依山岗，产归下泽^③。飨神用其肉者，以其性烈清净故也。"

凡饵药之人，不可食鹿肉，服药必不得力，所以然者，以鹿常食解毒之草，是故能制毒，散诸药故也。九草者：葛叶花、鹿葱、鹿药、白蒿、水芹、甘草、齐头蒿、山疮耳、荠苨。

獐^④

獐骨：微温，无毒。主虚损、泄精。

肉^⑤：味甘，温，无毒。补益五脏。

髓^⑥：益气力，悦泽人面。獐无胆，所以怯弱多惊恐。

黄帝云："五月勿食獐肉，伤人神气。"

---

① 蒲白：疑蒲根白，即水杨。水杨味苦，性平，无毒。有行气血、起痘浆、发散通达的作用。和鹿肉同食，鹿肉内能补气血，水杨外能升发药力，致使恶疮发生，所以不能同时服用。

② 九物：本节后有曰："九草者：葛叶花、鹿葱、鹿药、白蒿、水芹、甘草、齐头蒿、山苍耳、荠苨（nǐ）。"这九草即是九物。

③ 产归下泽：产指生产小鹿。

④ 獐：又名麕（jūn）、麇（jūn）。牡者名麌（yǔ）、牙獐，白毛者名银獐，牝者名麃（piáo），子名麆（zhù），大者名麃（páo）。獐骨有补精髓、止遗精、治产后诸虚损的作用。

⑤ 肉：指獐肉。宁原《食鉴本草》曰："酿酒，又有祛风之功。"

⑥ 髓：指獐骨髓。《本草纲目》曰："治虚风。"

麋

麋脂①：味辛，温，无毒。主痈肿、恶疮、死肌、寒热、风寒湿痹，四肢拘缓不收，风头肿气，通腠理，柔皮肤，不可近男子阴，令痿。一名宫②脂。十月取。

黄帝云："生麑③肉共虾汁合食之，令人心痛；生麑肉共雉肉食之，作固疾。"

虎

虎④肉：味酸，无毒。主恶心欲呕，益气力，止多唾，不可热食，坏人齿。

虎头骨⑤：治风邪。

虎眼睛⑥：主惊痫。

豹

豹肉：味酸，温，无毒。宜肾，安五脏，补绝伤；轻身益气，久食利人。

---

① 麋脂：鹿科动物麋鹿的脂肪，又名麋膏。有通血脉、润皮肤，治疗风寒湿痹、恶疮痈肿、坏死肌肉的作用。

② 宫：应作"官"，见于《本经》。

③ 麑（ní）：小鹿。

④ 虎：又名于菟（tú）、大虫，为猫科动物。

⑤ 虎头骨：《本草纲目》曰："虎骨通可用，凡治惊痫，温疟疮疽，头风，当用头骨；治手足诸风，当用胫骨；腰痛诸风，当用脊骨。"《药品化义》曰："《本草》言虎头骨之功与胫同，合养精补血之药，主治精血衰少，腰、腿、足、膝软弱无力，不能行动，或筋骨疼痛，难以屈伸。"

⑥ 虎眼睛：有镇惊、明目、治疗惊痫、谵（zhán）语、目暗、目翳等症的作用。

狸

狸肉[1]：温、无毒。补中，轻身益气，亦治诸注[2]。

黄帝云："正月勿食虎、豹、狸肉，伤人神，损寿。"

兔

兔肝[3]：主目暗。

肉：味辛，平，涩，无毒。补中益气，止渴。兔无脾，所以能走，盖以属二月建卯木位也，木克土，故无脾焉。马无脾，亦能走也。

黄帝云："兔肉和獭肝食之[4]三日必成遁尸；共白鸡肝、心食之，令人面失色。一年成瘅黄[5]；共姜食，变成霍乱；共白鸡肉食之，令人血气不行。二月勿食兔肉，伤人神气。"

生鼠[6]

生鼠：微温，无毒。主䐑[7]折，续筋补骨。捣薄之，三日一易。

---

① 狸肉：为猫科动物豹猫的肉或全体。狸，又名狐狸、狸猫、野猫。有补中益气，治疗痔疮、瘰疬、游走风、肠风下血等症的作用。

② 诸注：指走注、走注气痛、走注伤寒、注下、注忤、注痛等症，是一种游走性的疾病。

③ 兔肝：兔科动物蒙古兔或家兔等的肝，有补肝明目的作用，可以治疗目昏暗、目翳、肝虚眩晕等症。

④ 獭肝：鼬（yòu）科动物水獭的肝脏，有补虚损劳极、养阴除虚热、止气喘咳嗽、咯血、痔疮下血以及明目、疗夜盲等作用，可烧作灰服，亦可阴干捣末作散剂服。

⑤ 瘅黄：黄疸。

⑥ 生鼠：《名医别录》作"牡鼠"。又名老鼠、首鼠、鼠佳鼠、家鹿等，为鼠科动物中褐家鼠、黑家鼠、黄胸鼠等常见鼠类。味甘，可治疗虚劳赢瘦、臌胀、烫伤、骨科损伤、小儿疳积以及冻疮、疮肿等症。

⑦ 䐑（wō）：扭伤。

獭

獭肝：味甘，有小毒。主鬼疰、蛊毒；却鱼鲠；止久嗽，皆烧作灰，酒和服之。

獭肉①：味甘，温，无毒。主时病疫气，牛、马时行病，皆煮取汁，停冷服之，六畜灌之。

狐

狐阴茎：味甘，平，有小毒。主女子绝产，阴中痒，小儿阴癞②，卵肿③。

肉④并五脏⑤及肠⑥肚：味苦，微寒，有毒。主蛊毒寒热、五脏固冷；小儿惊痫；大人狂病见鬼。

黄帝云："麝肉共鹑肉食之，作症瘕⑦。"

野猪青蹄不可食；及兽赤足者不可食；野兽自死北首

---

① 獭肉：可治虚劳骨蒸、水肿胀满，时行的传染病，通经活血，调经润肠，益阴止劳咳，还可以杀鱼、虫诸毒。

② 癞（tuí）：一种阴病。

③ 卵肿：《本草纲目》曰："治妇人阴脱。"

④ 肉：指狐肉。它味甘、性温。有补诸虚、暖中焦、治健忘、解疮毒、镇惊痫、利水气等作用。

⑤ 五脏：指狐五脏。它味苦、微寒、有毒。《日华子诸家本草》曰："补虚劳，随脏而补，治恶疮疥。生食治狐魅。"《本草纲目》曰："肝烧灰，治风痫及破伤风口紧搐强。"

⑥ 肠：指狐肠。《陆川本草》："止痛，治心胃气痛。"《千金方》："治中恶。"

⑦ 麝肉共鹑肉食之，作症瘕：此句指麝肉共鹑肉食的害处，与狐无关，疑为错简。

伏地不可食；兽有歧尾不可食。家兽自死，共鲑汁食之，作疽疮。十一月勿食经夏臭脯，成水病，作头眩，丈夫阴痿。甲子日勿食一切兽肉，大吉。鸟飞投人不肯去者，口中必有物，开看无者，拔一毛放之，大吉。一切禽兽自死无伤处不可食。三月三日勿食鸟兽五脏及一切果菜五辛等物，大吉①。

丹雄鸡

丹雄鸡肉：味甘，微温，无毒。主女人崩中漏下，赤白沃②；补虚，温中；能愈久伤、乏疮③不肯差者④，通神，杀恶毒。

黄雌鸡

黄雌鸡肉⑤：味酸、咸，平，无毒。主伤中，消渴；小便数而不禁，肠澼泄利；补益五脏，绝伤五劳⑥，益气力。

---

① 此段中有许多提法，大多没有科学根据，不可据信，也不一一加注，下同。

② 赤白沃：妇赤白带。

③ 乏疮：时好时坏长期不愈的疮疡。

④ 不肯差（chài）者：久病不愈。

⑤ 雌鸡肉：孟诜："黄雌鸡：主腹中水癖、水肿，补丈夫阳气，治冷气。""醋煮空腹食之，治久赤白痢。"《日华子本草》："黄雌鸡：止劳劣，添髓补精，助阳气，暖小肠，止泄精，补水气。"

⑥ 绝伤五劳：《名医别录》作"续绝伤，疗劳"。

鸡子黄[①]

鸡子黄：微寒。主除热、火灼、烂疮、痔。可作虎魄神物[②]。

卵白汁[③]

卵白汁：微寒。主目热赤痛；除心下伏热，止烦满；欬逆；小儿泄利；妇人产难，胞衣不出，生吞之。

白雄鸡

白雄鸡肉：味酸，微温，无毒。下气，去狂邪，安五脏，伤中，消渴。

乌雄鸡

乌雄鸡肉：味甘，温，无毒。补中，止心痛[④]。

① 鸡子黄：又名鸡卵黄，俗称鸡蛋黄、蛋黄。含有蛋白质、脂类、钙、磷、铁以及维生素、核黄素等成分。蛋白质中含有卵黄磷蛋白、卵黄球蛋白；并含有大量脂肪性物质，其中有磷脂，以卵磷脂为主；脂肪酸，以油酸、亚油酸、亚麻酸、饱和酸等为主，此外还含有叶黄素、胡萝卜素等其他成分，营养相当丰富。味甘、性平、微寒，有补中益气、养心肾、滋阴血、润肺止咳、安心神、止吐、下血症等功效。外用调药涂或煮熟熬热油涂敷，可以治疗烫火伤、疮疡溃烂、头疮漆疮、湿疹耳脓等症。

② 可作虎魄神物：鸡子黄有安神镇惊的作用，犹如琥魄能镇惊一样。

③ 卵白汁：又名鸡卵白、鸡子清、蛋清、蛋白等，主要含蛋白质、脂肪、灰分、钙、磷、铁等成分。蛋白质中含有卵白蛋白、卵类黏蛋白、卵黏蛋白、伴白蛋白等，内含有人体必需的氨基酸，在营养上是优良的。味甘，性微寒，无毒，有清热解毒、润肺利咽、除烦满、咳逆的作用。生食可以清润嗓音，外用涂敷可以治疗烧烫伤、热毒肿痛、丹毒、肋腺肿痛等症。

④ 止心痛：《名医别录》作"止痛"。《本草纲目》用来治肾虚耳聋。

中华烹饪古籍经典藏书

090

黑雌鸡①

黑雌鸡肉：味甘，平，无毒。除风寒湿痹、五缓②六急③，安胎。

黄帝云："一切鸡肉和鱼肉汁食之，成心瘕。鸡具五色者，食其肉必狂。若有六指四距，玄鸡白头，家鸡及野鸡、鸟生子有文，八字鸡及野鸟死不伸足爪，此种食之害人。鸡子白共蒜食之，令人短气。鸡子共鳖肉蒸，食之害人。鸡肉、獭肉共食作遁尸，注药④所不能治。食鸡子噉生葱，变成短气。鸡肉、犬肝、肾共食害人。生葱共鸡、犬肉食，令人谷道终身流血。乌鸡肉合鲤鱼肉食，生痈疽。鸡、兔、犬肉和食必泄利。野鸡肉共家鸡子食之，成遁尸，尸鬼缠身，四肢百节疼痛。小儿五岁已下饮乳未断者，勿食鸡肉。二月勿食鸡子，令人常恶心。丙午日食鸡、雉肉，丈夫烧死，目盲，女人血死，妄见。四月勿食暴鸡肉，作内疽在胸腋下出漏孔，丈夫少阳，女人绝孕，虚劳乏气。八月勿食鸡肉，伤

---

① 黑雌鸡：《食疗本草》："黑雌鸡，治反胃、腹痛、踒折骨疼、乳痈，安胎。"《日华子本草》："黑雌鸡：安心定志，治血邪，破心中宿血及痈疽排脓，补心血，补产后虚羸，益色助气。"《饮膳正要》云："疗乳难。"

② 五缓：疑为"五迟"：小儿立迟、行迟、发迟、齿迟、语迟。

③ 六急：疑为"六极"——筋极、骨极、血极、肉极、精极、气极。极，言病到极点，虚劳病的最严重情况。乌雌鸡有补益五脏气血的作用，所以可以治疗小儿五迟、虚劳病的六极等症状。

④ 注药：疑为"诸药"之讹。

人神气。"①

雉②

雉肉：酸，微寒，无毒。补中益气，止泄利。久食之令人瘦脨③，主蚁瘘④。

黄帝云："八月建酉日食雉肉，令人短气。八月勿食雉肉，损人神气。"

白鹅

白鹅脂⑤：主耳卒聋，消以灌耳。

毛⑥：主射工水毒。

肉⑦：味辛，平，利五脏。

鸭

鹜肪⑧：味甘，平，无毒。主风虚寒热⑨。

---

① 此节所言的事项，不一定有科学根据，不足据。

② 雉：又名华虫、疏趾、野鸡、山鸡等。可食部分含蛋白质、脂肪以及钙、铁、磷等成分。有补中益气、消渴止泄、治诸瘘疮等症的作用。

③ 脨（zuǐ）：同"嘴"。

④ 蚁瘘：由中蚂蚁毒所致病，脚底生疮，上有细孔，久久不愈。

⑤ 白鹅脂：白鹅膏，白鹅的脂肪油。主要为油酸、棕榈酸、硬脂酸的三脂肪酸甘油酯的混合物，也含混合甘油酯，胆甾醇等成分。味甘，性平，无毒。《日华诸家本草》曰："润皮肤、可令面脂。"可以治手足皲裂、消痈肿、解矾石毒。

⑥ 毛：指鹅毛。可治痈肿疮毒、癣疥、瘰疬、噎膈、小儿惊痫等症，内服烧存性用，或入丸、散制药，外用，烧成灰，研末用。

⑦ 肉：指鹅肉。它有补虚益气、生津止渴、治羸瘦、消渴等作用。

⑧ 鹜肪：鸭肪，也就是鸭的脂肪油。《神农本草经》把白额雁的脂肪叫鹜肪，但性味主治不同。鹜，为鸭的原名。

⑨ 《名医别录》作"气虚寒热，水肿"。

肉：补虚乏，除客热，利脏腑，利水道。

黄帝云："六月勿食鹜肉，伤人神气。"

鸳鸯

鸳鸯肉：味苦，微温，无毒。主瘘疮，清酒浸之，炙令热，以薄之，亦炙服之。又治梦思慕者。

雁

雁肪①：味甘，平，无毒。主风挛拘急，偏枯，血气不通利。

肉：味甘，平，无毒。久服长发、鬓、须、眉，益气不饥，轻身耐暑。

黄帝云："六月勿食雁肉，伤人神气。"

越燕

越燕屎②：味辛，平，有毒。主杀蛊毒，鬼注③，逐不祥邪气；破五癃，利小便。熬香用之，治口疮④。肉不可食之，入水为蛟龙所杀。

黄帝云："十一月勿食鼠肉，燕肉，损人神气。"

---

① 雁肪：又名鹜肪、雁膏。可活血祛风、清热解毒、润颜色、长毛发、壮腰脚，可治耳聋、中风半身不遂、手足拘挛等症。

② 越燕屎：燕屎。陶弘景曰："作汤，浴小儿惊痫。"苏恭《新修本草》曰："疗痔，杀虫，去目翳。"

③ 注：应为"疰"。

④ 治口疮：一本下有"疟疾"二字。

蜜

石蜜[①]：味甘，平，微寒，无毒。主心腹邪气，惊痫痓，安五脏，治诸不足，益气补中；止腹痛；解诸药毒；除众病，和百药；养脾气；消心烦，食饮不下；止肠澼；去肌中疼痛；治口疮；明耳目。久服强志、轻身、不饥、耐老、延年、神仙。一名石饴[②]，白如膏者良，是今诸山崖处蜜也[③]。

青赤蜜：味酸，嶮[④]食之令人心烦。其蜂黑色，似䖟[⑤]。

黄帝云："七月勿食生蜜，令人暴下，发霍乱。"

① 石蜜：蜂蜜的古名，又名食蜜、白蜜、白沙蜜等，为蜜蜂科昆虫中华蜜蜂等所酿的蜜糖。有白蜜，稠厚的液体，白色至淡黄色；黄蜜，亦为稠厚的液体，颜色是橘黄色至琥珀色。蜂蜜的主要成分是果糖、葡萄糖，其次是蔗糖，麦芽糖、糊精、树胶，以及挥发油、有机酸、含氮化合物、酶类、无机盐等成分。因蜜蜂的种类、蜜源、环境等的不同，内含的组成差异也较大。《本草纲目》曰："蜂蜜，其入药之功有五：清热也，补中也，解毒也，润燥也，止痛也。生则性凉，故能清热；熟则性温，故能补中；甘而和平，故能解毒；柔而濡泽，故能润燥；缓可以去急，故能止心腹肌肉疮疡之痛；和可以致中，故能调和百药而与甘草同功。"

② 石饴：见于《神农本草经》。

③ 是今诸山崖处蜜也：《名医别录》曰："石蜜，生武都山谷，河源山谷及诸山石中。色白如膏者良。"陶弘景："石蜜即崖蜜也，高山岩石间作之。"

④ 嶮（yǎn）：食，品尝。

⑤ 䖟（méng）：同"虻"。陶弘景曰："色青赤，味小咸，食之心烦。其蜂黑色似虻。"

蜜蜡①：味甘，微温，无毒。主下利脓血，补中；续绝伤，除金疮；益气力，不饥、耐老。

白蜡：主久泄澼差后重见血者②，补绝伤，利小儿，久服轻身不饥。生于蜜房或木石上③。恶芫花、百合④。此即今所用蜡也。

蝮蛇⑤

蝮蛇肉：平，有毒。酿酒、去癞疾、诸九瘘⑥、心腹痛，下结气，除蛊痛。

其腹中吞鼠：平，有小毒。主鼠瘘⑦。

① 蜜蜡：又名蜡、蜜蹠（zhí）、蜂蜡，是中华蜜蜂等分泌的蜡质，经精制而成。一般分为黄蜡、白蜡两种。多在春、秋二季，取去蜂蜜后的蜂巢，在热水中溶化，除去上层泡沫杂质，过滤后，冷却，蜂蜡即凝结成块，浮于水面，取出即是黄蜡。又名黄占，有蜂蜜样的香气，味淡，质较软有油腻感，嚼之细腻而黏。黄蜡再经过熬炼、脱色等加工过程，即成白蜡，又名蜂白蜡。为白色块状，气味较弱，质较纯。蜂蜡的主要成分有酯类、游离酸类、烃类、游离醇类以及挥发油、虫蜡素、和色素等。《本草纲目》曰："蜡乃蜜脾底也。取蜜后炼过，滤入水中，候凝取之。色黄者俗名黄蜡。蒸炼极净，色白者为白蜡。非新则白而久则黄也。与今时所用虫造白蜡不同。"

② 主久泄澼差后重见血者：《名医别录》作"疗久泄澼后重见白脓"。

③ 生于蜜房或木石上：《名医别录》："白蜡，生武都山谷。生于蜜房木石间。"

④ 恶芫花、百合：《本草经集注》："恶芫花、齐蛤。"

⑤ 蝮蛇：又名虺（huǐ）、反鼻、土虺蛇、碧飞、草上飞、七寸子、地扁蛇等，毒性较大，内服多用酒浸或烧存性研末；外用则浸油、酒渍或烧存性研末调敷，有祛风活络、治疗麻风病、皮肤顽痹、瘰疬、痔疮、痉挛、肿毒、口面㖞斜、口噤不开等症的作用。

⑥ 诸九瘘：《名医别录》作"诸瘘"。

⑦ 鼠瘘：鼠疮，亦即瘰疬的别名。

原蚕雄蛾 [①]

原蚕雄蛾：味咸，温，有小毒。主益精气，强男子阳道，交接不倦，甚治泄精。不用相连者。

鮧鱼 [②]

鮧鱼：味甘，无毒。主百病。

鳗鲡鱼 [③]

鳗鲡鱼：味甘，大温，有毒。主五痔瘘 [④]，杀诸虫。

鮹鱼 [⑤]

鮹鱼肉：味甘，大温。黑者无毒。主补中养血，治渖

① 原蚕雄蛾：为蚕蛾科昆虫家蚕蛾的雄性全虫，又名晚蚕蛾。含蛋白质和游离氨基酸、脂肪油、细胞色素C等成分。有补肝肾、强阳事、止遗精、止血、定痛、治金疮、冻疮、火烫伤等作用。

② 鮧（yí）鱼：又名鳠（yǎn）、鳐（yào）、额白鱼、鳀（tí）鱼、石鳠、鲶、粘鱼等，为鲇科动物鲇鱼。它的眼睛、尾、皮肤分泌的黏液均可入药用。味甘，性温。《唐本草》曰："主水、浮肿、利小便。"崔禹锡《食经》曰："主风冷、冷痹，赤白下利，虚损不足，令人皮肤肥美。"陶弘景："作臛食之云补。"所以它有补虚损、美颜色、利尿通乳等作用。

③ 鳗鲡鱼：又名白鳝、蛇鱼、风鳗、青鳝、白鳗等，它的胃、血、脂肪、肉均可入药，有补虚羸、止带下崩漏、肠风痔疮、瘰疬、小儿疳积等症的作用。

④ 主五痔瘘：《名医别录》作"主五痔疮瘘"。痔瘘，是由于痔疮反复发作，经久不愈，浸淫糜烂，以致形成漏管，成为漏病。痔瘘同于痔漏。

⑤ 鮹（shàn）鱼：同"鳝"。又名黄鮹、海蛇，为鳝科动物，它的皮、骨、肉、血、头均可入药，富有营养，含有蛋白质、脂肪、灰分、铁、磷、钙等成分。中医认为归入肝、脾、肾经，有补五脏虚损、益气力、强筋骨、祛风湿、止泄泻、便血、去狐臭等功能。

唇①。五月五日取。

头骨②：平，无毒。烧服，止久利。

鳝鱼③

鳝鱼：平，无毒。主少气吸吸④，足不能立地。

黄帝云："四月勿食蛇肉、鳝肉，损神害气。"

乌贼

乌贼鱼骨⑤：味咸，微温，无毒。主女子漏下赤白经汁，血闭，阴蚀肿痛，寒热症瘕，无子；惊气入腹，腹痛环脐，丈夫阴中痛而肿，令人有子⑥。

---

① 涎唇：犹言流汁液的口唇，这种临床症状，是因为颜面神经受风邪侵袭，半侧神经麻痹，造成口唇向健侧歪斜，病侧失去控制，液体食物及口涎就从歪斜处流下，形成了"涎唇"。临床常用生鳝鱼血或鳝鱼片贴患处，有一定的疗效。《本草经疏》曰："鳝鱼，甘、温具足，所以能补中益血。甘、温能通经脉，疗风邪，故又主疗涎唇，及今人用之以治口眼㖞斜也。"涎，《说文》㳄："汁也"。汁，即汁液也。

② 头骨：鳝鱼头，《名医别录》："干鳝鱼头主消渴，食不消；去冷气，除痞症。"《本草纲目》曰："有虫入耳，烧，研，绵裹塞之。"

③ 鳝（tuó）鱼：鳝，就是鼍龙、土龙、猪婆龙、鲅鱼，即今鼍科动物扬子鳄。味甘，有小寒。孟诜："疗惊恐及小腹气疼。"《本草拾遗》："主湿气、邪气、诸蛊。"

④ 吸吸：形容呼吸短促，接不上气的样子。

⑤ 乌贼鱼骨：海螵（piāo）蛸（xiāo），又名乌鲗（zéi）骨、墨鱼盖，为乌鲗科动物无针乌鲗或金乌鲗的内壳，含碳酸钙、磷酸钙、粘液质、壳角质、氯化钠、镁盐等成分，有止血敛疮、除湿制酸，治疗胃溃疡、胃痛反酸、吐血下血、泄泻痢疾、症瘕软坚及各种外伤性出血等症的作用。

⑥ 《名医别录》作："惊气入腹，腹痛环脐，阴中寒肿（一作'丈夫阳中肿痛'），又止疮多脓汁不燥。"

肉①：味酸，平，无毒。益气强志。

鲤鱼②

鲤鱼肉：味甘，平，无毒。主欬逆上气，瘅黄，止渴。

黄帝云："食桂竟，食鲤鱼肉害人；腹中宿症病者，食鲤鱼肉害人。"

鲫鱼③

鲫鱼：味甘，平，无毒。主一切疮，烧作灰，和酱汁傅之，日二；又去肠痈④。

黄帝云："鱼白目不可食之；鱼有角，食之发心惊害人；鱼无肠、胆，食之三年，丈夫阴痿不起，妇人绝孕；鱼身有黑点不可食；鱼目赤，作脍食，成瘕病，作鲊食之害人。一切鱼共菜食之作蛔虫、蛲虫；一切鱼尾，食之不益人，多有勾骨，著人咽害人；鱼有角，白背，不可食。凡鱼赤鳞不可食；鱼无腮不可食；鱼无全腮，食之发痈疽；鯡鲰

---

① 肉：乌贼鱼肉，有养血滋阴、补心通脉、滋肝肾、调经带、利胎产等作用。

② 鲤鱼：又名醇鲤。有利水消肿、下气通乳、退黄疸、治咳逆上气，胸膈妨满气喘等症。《本草纲目》曰："鲤，其功长于利小便，故能消肿胀、黄疸、脚气、喘嗽、湿热之病。作脍则性温，故能去痃结冷气之病。烧之则从火化，故能发散风寒，平肺通乳，解肠胃及肿毒之邪。"

③ 鲫鱼：又名鲋、鱼脊，为鲤科动物。鲫鱼的头、脑、骨、胆、卵子均可入药，营养相当丰富，可食部分含蛋白质、脂肪、灰分、核黄素、尼克酸、硫胺素以及铁、磷、钙等。《本草拾遗》："主虚羸，熟煮食之；脍主五痔。"《日华子本草》："温中下气，补不足；脍疗肠澼水谷不调；烧灰以敷寒疮；又酿白矾烧灰，治肠风血痢。"《滇南本草》曰："和五脏，通血脉，消积。"

④ 《名医别录》作："主诸疮，烧，以酱汁和敷之，或取猪脂煎用；又主肠痈。"

鱼^①不益人，其尾有毒，治齿痛。鲩鮧鱼^②有毒，不可食之，二月庚寅日勿食鱼，大恶；五月五日勿以鲤鱼子共猪肝食，必不消化，成恶病；下利者食一切鱼，必加剧致困难治；秽饭、鳈肉^③、臭鱼不可合食之，害人。三月勿食鲛龙肉及一切鱼肉，令人饮食不化，发宿病，伤人神气，失气，恍惚。”

鳖

鳖肉^④：味甘，平，无毒。主伤中益气，补不足，疗脚气。

黄帝云："五月五日以鳖子共鲍鱼^⑤子食之，作瘕黄；鳖腹下成五字，不可食；鳖肉、兔肉和芥子酱食之，损人；鳖三足，食之，害人；鳖肉共苋^⑥、蕨菜食之，作鳖瘕害人^⑦。"

---

① 鯆（pū）魮（pí）鱼：海鹞鱼，又名蕃蹹（tà）鱼、邵阳鱼、石蛎、荷鱼、蒲鱼、锅盖鱼等，为缸科动物赤魟等的肉。味甘、咸，性平，无毒。宁原《食鉴本草》："治男子白浊膏淋，玉茎涩痛。"《本草拾遗》："邵阳鱼，尾刺人者，有大毒，生南海，有肉翅，尾长二尺，刺在尾中，逢物以尾拨之，食其肉而去其刺。"

② 鲩（hóu）鮧鱼：河豚的古别名，又名赤鲑、鹕夷鱼、吹肚鱼、气泡鱼、嗔（chēn）鱼等，为鲀科动物弓斑东方鲀、虫纹东方鲀、暗色东方鲀的肉，毒性较大，因含有河豚毒素和河豚酸等成分。

③ 鳈（něi）肉：臭鱼肉，鳈，"鲵（něi）"的异体字。鱼败也，鱼臭也。

④ 鳖肉：《日华子本草》："益气调中，妇人带久，治血瘕腰痛。"《日用本草》："补劳伤，壮阳气，大补阴之不足。"鳖肉有补中益气，滋阴凉血的功用。

⑤ 鲍鱼：干鱼，又名薧（kǎo）鱼、萧折鱼。用竹片或绳索穿起来风干的叫作"法鱼"或"鲅（jì）鱼"；用盐渍成的干鱼叫腌鱼、咸鱼、鲲（yè）鱼。

⑥ 苋：苋菜。《本草求原》："脾弱易泻勿用。恶蕨粉。"

⑦ 《本草备要》曰："忌苋菜、鸡子。"

蟹

蟹壳①：味酸，寒，有毒。主胸中邪热，宿结痛，喝
僻，面肿，散漆，烧之致鼠②。

其黄③：解结散血、愈漆疮，养筋益气。

黄帝云："蟹目相向足斑者，食之害人。十二月勿食
蟹、鳖，损人神气。"

又云："黾④、鳖肉共猪肉食之害人。秋果菜共黾肉食
之，令人短气；饮酒食黾肉，并菰白菜⑤，令人生寒热。六
甲日勿食龟、鳖之肉，害人心神。螺、蚌共菜食之，令人心
痛，三日一发。虾鲙共猪肉食之，令人常恶心多唾，损精
色。虾无须，腹下通乌色者食之，害人，大忌！勿轻！十一
月、十二月，勿食虾、蚌着甲之物⑥。"

---

① 蟹壳：为方蟹科动物中华绒螯蟹的甲壳，内含大量的碳酸钙，其余为甲壳质和蛋白质等成分。内服煅存性研末，外用则烧灰调敷，有散风消积、攻毒行瘀、治疗乳痈、漆疮、冻疮、蜂虿伤等症的作用。

② 《本经》作"主胸中邪气热结痛，喝僻面肿，能败漆，烧之致鼠"。缪希雍《本草经疏》论曰："热淫于内，治以咸寒，故主胸中邪气热结痛也。喝僻者，厥阴风热也，面肿者，阳明热壅也，解二经之热，则筋得养而气自益，喝僻面肿俱除矣。咸走血而软坚，故能解结散血。漆得蟹则化为水，烧之可集鼠于庭。此物性之相感相制，莫能究其义也。愈漆疮者，以其能解漆毒故也。"

③ 其黄：指蟹黄。《本草拾遗》曰："壳中黄，并能续断绝筋骨，取碎之微熬，纳疮中筋即连也。"

④ 黾（měng）：古书上说的一种蛙。

⑤ 菰白菜：茭白。

⑥ 着甲之物：带壳甲之物。

食疗方

〔元〕忽思慧　撰

任应秋
吴受琚　注释
刘万庆

第一类　植物类食疗方

萝卜粥

【原料】大萝卜五个。

【制法】煮熟，绞取汁，用粳米三合，用水并汁，煮粥食之。

【主疗】消渴、舌焦、口干、小便数。

【笺注】

萝卜：菜菔的俗称。《尔雅》云："葖（tū），芦萉（fèi）。"注曰："萉，宜为菔芦。"

孙愐《广韵》曰："鲁人名菈蘧，秦人名萝卜。"

王祯《农书》云："芦萉，俗呼萝卜。老圃云萝卜一种而四名：春曰破地锥；夏曰夏生；秋曰萝卜；冬曰土酥。"

李时珍《本草纲目》曰："菜菔乃根名，上古谓之芦萉，中古转为菜菔，后世讹为萝卜。"

此外，又有芦菔、温菘、秦菘、楚菘、雹葖、紫花菘等名，日本一名大根。

萝卜，十字花科，菜菔属。一年生或越年生草木。根圆柱形，肥白多肉；茎高三四尺，稍具白粉；叶大，羽状分裂，缘具锯齿。四至五月茎顶开花，花白色或紫堇色，四瓣十字花，作总状花序排列。后结荚形闭果。根、叶、子均可供食用或药用。

萝卜，辛、甘，无毒。有理气、化痰、清热、消食的功效。

《唐本草》云："莱菔根味辛，甘，温，无毒；散服及炮煮服食，大下气，消谷，示痰癖，肥健人；生捣汁服，主消渴。"

宋朝《图经本草》曰："治消渴、饮食。"都是本方立意的根据。

嘉靖时宁原著《食鉴本草》论萝卜云："宽胸膈、利大小便。生食，止渴宽中；煮食，化痰消导。"可证明人仍沿用此法。

据现代生药分析，萝卜根、茎含有丰富的维生素B、维生素C、葡萄糖、淀粉酶以及苷酶、氧化酶、氢化粘液素、失水戊糖、腺素、胆碱、组织氨基酸等成分。经肠管吸收后，能增强消化机能，同时还有清热消炎作用。可以治疗舌焦、口干的消渴症，又有调整膀胱括约肌机能的作用，所以临床也用于治疗小便频数症。近来本方用于慢性咽炎、糖尿一类疾病，效果颇佳。

粳米：禾本科稻属。古名"秔（jīng）米"。

陶隐居云："此即人常所食米。"

粳米，甘、苦，平，无毒。有补肺、脾及益肠胃的功效；能益气、止烦、止渴、止泻。和萝卜汁煮粥，可以加强食疗的效果。

明朝人制作萝卜粥的方法是："用不辣大萝卜，入盐，

煮熟，切碎如苴，入粥，将起一滚而食。"（《遵生八笺》卷十）

合：古医方中用来量水煮药的体积单位，十合为一升。

小麦粥

【原料】小麦，不以多少。

【制法】淘净，煮粥或炊作饭，空腹食之。

【主疗】消渴、口干。

【笺注】

小麦：一云"来"，亦作"秾（lái）"。许氏《说文》云："天降瑞麦，一麦二秾""故麦字从来从夊""来象其实，夊象其根"。梵书曰："麦"为"迦师错"。

小麦，禾本科谷类植物。一年或越年生之草本。茎高三四尺，中空有节，能直立；叶细长而尖；花为复穗状花序；果实为颖果。小麦，甘，微寒，无毒。

《名医别录》记载："小麦主治除客热，止烦渴，咽燥，利小便，养肝气。"

缪希雍《本草经疏》曰："禀四时中和之气，故其味甘，气微寒，无毒。入手少阴经，少阴有热则燥渴咽干，解少阴之热，则燥渴咽干自止。"

唐昝（zǎn）殷《食医心鉴》中有"消渴心烦，用小麦作饭及粥食"的记载。

小麦中含有丰富的淀粉、蛋白质、脂肪、维生素B、卵磷脂、蛋白分解酶、糊精、醣类、麦芽糖酶以及少量的矿物质。前人认为"大小麦秋种冬长，春秀夏实，具四时中和之气，故为五谷之贵（苏颂）"。

由此也可以证明小麦营养丰富，成为我们日常生活中不可缺少的主要食物。近来用于神经衰弱患者颇佳。

马齿菜粥

【原料】马齿菜。

【制法】洗净，取汁和粳米同煮粥，空腹食之。

【主疗】脚气、头面水肿、心腹胀满、小便淋涩。

【笺注】

马齿菜：马齿苋。一名马苋菜、莫实细苋。又有五色苋、五行草、五方草、长命菜、长寿菜、安乐菜、鼠齿苋、酸米菜、独耳草、蚂蚁菜、地马菜、猪母菜、瓜仁菜、瓜子菜、九头狮子草、马蛇子菜、马齿龙芽草、酱板豆草等名。因其分布于全国各省区，生于路旁、田间、园圃，故名目繁多，采食普遍。

马齿苋，马齿苋科马齿苋属。一年生草本。春季生苗，茎下部匍匐，分歧成长；上部略能直立或斜上。茎圆柱形，常带绿色、淡褐红色或紫色，肥厚多汁，全体光滑无毛。单叶互生或近对生，柄极短，叶片肉质肥美，呈长方状倒卵形，或匙形。夏日开花，花两性，较小，呈黄色。蒴果圆锥形，自腰部横裂，呈帽盖状，中藏多数黑色扁圆形细小种子。李时珍曰："其叶比并如马齿，而性滑利似苋，故名。又其性耐久难燥，故有长命之称。"

马齿苋全草含大量去甲基肾上腺素、二羟基苯乙胺和少量二羟基苯丙氨酸，还含有维生素A样物质、维生素B_1、维生素B_2、维生素C、钙、磷、皂甙、铁盐、胡萝卜素、氯化钾、硝酸钾、硫酸钾、草酸氢钾以及其他钾盐。此外，还含有丰富的苹果酸、枸橼酸、氨基酸、草酸盐及微量游离的草酸。由于本品含有丰富的维生素A样物质，能促进上皮细胞的生理功能趋于正常，从而加速溃疡伤面的愈合。同时，马齿苋对血管有显著的收缩作用，此种作用兼有中枢及末梢性。

动物实验证明马齿苋对兔离体子宫有兴奋作用，对在体子宫可引起收缩，并对家兔有降压、利尿、加强肠蠕动作用。抑菌试验证明马齿苋对伤寒杆菌、大肠杆菌，常见致病性皮肤真菌有抑制作用，尤其是对痢疾杆菌抑制作用更强。现代医学多用于治疗急性胃肠炎、细菌性痢疾、急性阑尾炎、乳腺炎、泌尿系感染以及湿疹、带状疱疹等均有疗效。

本文所谓"脚气"病，祖国医学认为致病因素大多因为风、湿、热毒侵袭人体，流注下肢所成。发病原因多数是在病后体质较弱，饮食减少，营养不足，气血虚亏的情况下，渐渐发生脚膝无力或纵缓挛急，或行步艰难，或肿胀，或厥冷；皮肤下有如虫爬行样的感觉，有时瘙痒得厉害。如果治疗不及时，拖延日久就会产生厌食乏饮，心胸冲悸、壮热、头昏等症状。病邪侵入腹内，则使人心腹胀满。邪气侵及血脉，则血涩痹弱。邪气侵及皮肤腠理，则痒甚。邪毒侵及肾脏，就肿满，甚至引起喘急，小便涩少或淋沥而出。马齿苋酸，寒，无毒。

《蜀本草》云："主诸肿瘘疣，自尸脚阴肿，反胃，诸淋，破血癖症瘕。"

《嘉祐本草》云："利大小便，去寒热，杀诸虫，止渴。"马齿苋寒滑能利导湿热之凝滞、入血能散血消肿、利肠通淋，所以有清热、解毒、散血、杀虫、消肿的功效。

与本方主疗脚气、水肿、胀满、小便淋涩诸症相符。近来用于痢疾、腹泻等病实有良效。

考之唐孟诜《食疗本草》曰："主三十六种风，煮粥，止痢及痔痢，治肠痛。"

唐昝殷《食医心鉴》中治疗脚气浮肿，心腹胀满，小便涩少的方法是"马齿草和少粳米，酱汁煮，食之"。

宋《太平圣惠方》与昝殷方同，为"作羹食之，日三服"。

《圣济总录》作："马齿苋净洗四两，粳米一合，酱汁半合，上三味以水三盏，先煮粳米，次下马齿苋，俟菜熟，入酱汁调和，食之，日宜一次。"

可见本方是从此化裁而来。

葛粉羹

【原料】葛根半斤（捣取粉四两）、荆芥穗一两、豉三合。

【制法】先以水煮荆芥、豉，六七沸，去滓取汁。次将葛粉作索面，于汁中煮熟，空心服之。

【主疗】中风、心脾风热、言语蹇（jiǎn）涩、精神昏愦、手足不遂。

【笺注】

葛：又名鸡齐、鹿藿、黄斤、粉葛、葛藤、粉颗、刘（yì）头茹、鹿豆、鹿豆忠等。葛根为豆科葛属植物葛的根。多年生草质藤本。地下有肥厚块根，外皮灰黄色，内部粉质，纤维性很强，形似薯蓣之纺锤状。茎粗壮，木质化，高达数米，通常缠绕在其他植物上。叶为复叶，形大，互生，与蔓茎俱有褐色毛茸。秋日，叶腋开蝶形花，花两性，紫红色，总状花序排列。果实为扁荚。

葛粉：从葛根中提炼出的。明人高濂葛粉制作法是：把葛根洗净，"浸三日夜，每日换水看灼然洁净，漉出捣如泥浆，以布绞净汁，又将葛楂捣细，又绞汁尽，滤出恶物，以清水少和搅之，然后澄去清水，下即好粉"。现代民间自制法为：于春日发芽时，用长锹采掘葛根，洗去土气，放在石盘上用木槌或铁槌，细细打烂，放在水桶中，揉出粉浆。然后再放入布袋绞汁，去掉粗屑，复用木绵袋滤，静置一日，倒掉上面清水，晒干凝固物，用刀切开，并削去底面的黑粉，再放入桶中，加多量水搅拌，沉淀后，倒去上面的水。如此数次，晒干后，用铁匙锄取，摊开晒干，成品叫作"灰葛"。再把灰葛放入桶中，注水搅拌，用细袋滤过，放置一日，再换水沉降，如此七八次，去水气，放在干净白纸上晒数日，干后，就成了纯白色无气味的葛粉了。

葛根中含有蛋白质、纤维素、大豆黄酮贰、大豆黄酮、葛根素，以及大量的淀粉。葛根浸剂有明显的解热作用和轻度的降压镇痉作用。

葛根：甘、辛，平，无毒。其气轻浮，能入足阳明胃经，鼓午胃气上行。又能升举陷下之气，以生津液。津液充足，就可以濡养肌肉、筋脉。脾主肌肉，又主四肢，气不宣通，则郁积化热，出现心脾风热，精神昏愤，手足不遂等症状。葛根又能兼入脾经，有醒脾的作用。

《名医别录》论葛根曰："疗伤寒，中风，头痛，解肌发表出汗，开腠理。"

《大明诸家本草》曰："治胸膈烦热、发狂。"故可以清理肌中之邪，解肌退热，从而进一步升发脾胃中清阳之气，振奋脾胃的功用，恢复加强五脏六腑的生理功能，精神饱满，诸症俱除。葛粉从葛根中提炼出来，用作日常食用，特别是血管栓塞后期，用本方作为调养剂甚佳。

荆芥穗：荆芥的穗。荆芥，植物名，又名假苏、鼠蓂（mì）、姜芥、京芥、郑芥、线芥、新罗芥、四棱秆蒿等。

为唇形科荆芥属。一年生草本。茎直立，四棱形。叶对生，作长披针，全株被短柔毛。开淡红色细小的唇形花，缀成长穗，搓碎时有强烈的薄荷香气。

荆芥穗：辛，温，无毒。

唐甄权《药性本草》论曰："治恶风、贼风、口面㖞斜、遍身瘰（qún）痹、心虚忘事、益力添精、辟邪毒气、通利血脉。"

陈士良《食性本草》曰："主血劳风气壅满、背脊疼痛、理丈夫脚气、解骨烦疼、伤寒头痛、头旋目眩、手足筋急。"

风邪伤人，善窜善动，肝阳上亢，影响神经系统功能失调，从而发生知觉、语言、运动系统障碍。葛根和荆芥穗相伍配备，辛香开散，可以宣散风热在表在上的症候。又可以入血分、清血热、通利血脉。荆芥穗还含有挥发油、薄荷精、树脂等，能促使汗腺分泌旺盛、皮肤血循环增强，有解热、解痉作用。

豉：豆豉，一名大豆豉、香豆豉、淡豆豉。一般用黑大豆制成。色褐而灰，质柔软，味淡，颗粒较生豆稍小而扁。

豆豉：苦，寒，无毒。能下气调中，清解肌表，除烦热。张仲景说："主治心中懊憹（náo），旁治心中结痛及心中满而烦。"在本方中有醒脑、提神、镇痉、镇痛、除烦躁满闷的作用。

索面：不加入荤腥的面食。

唐蜀医昝殷在《食医心鉴》中说："治中风心脾热，言语謇涩，精神惛（hūn）愦（kuì），手足不随，宜喫（chī）葛粉索饼方。葛粉四两、荆芥一握，以水四升，煮荆芥六七沸，去滓，澄清，软和葛粉作索饼于荆芥汁中，食之。"与本方雷同。

又，宋《太平圣惠方》卷九十六食治中风诸方中引为："葛粉四两、荆芥一握、香豉二合，右件药以水三大盏，煮豉及荆芥，取两盏半，去滓。和葛粉作汁中，煮令熟，空服食之。"

又，宋《圣济总录》卷一百八十八食治门引用为："葛根半斤，捣取粉四两；荆芥穗一握，剉；豉三合。右三味，先以水四升，煮豉并荆芥六七沸，去滓，取汁，次将葛粉和作索饼，于二味汁中煮熟，每空腹，少入滋味，食之。"

可见本方是从前人食疗方中沿习而来的。

又，原书作"葛粉半斤"，我们根据文义，参考《圣济总录》改作"葛根半斤"。

荆芥粥

【原料】荆芥穗一两、薄荷叶一两、豉三合、白粟米三合。

【制法】以水四升，煮取三升，去滓，下米煮粥，空腹食之。

【主疗】中风、言语謇涩、精神昏愦、口面㖞斜。

【笺注】

荆芥穗、豆豉笺注详见前。

薄荷：别名蕃荷叶、英生、冬苏、鸡苏、夜息花、连钱草、冰喉尉、金钱薄荷、龙脑薄荷等，属唇形科。多年生草本，茎直立或稍向外倾斜，四棱形。叶对生，表面生柔毛，背面有腺点，叶呈披针形或长卵形，边缘有锯齿，揉碎闻之有辛凉浓香。夏季开淡红或紫色唇形花，轮状花序。夏日晴天，刈其茎叶，以供药用。

薄荷：辛，凉，无毒。

唐甄权《药性本草》曰："通利关节，发毒汗，去愤气。"

《日华诸家本草》曰："治中风、失音、吐痰。"

宋苏颂《嘉祐图经本草》曰："主伤风、头脑风、通关格及小儿风涎，为要药。"

李时珍曰："去舌苔，语涩。"薄荷气味辛凉，辛能发散开窍，理气，通利关格经络；凉能清热。薄荷入肝、肺两经，肝主筋脉，肝气舒畅，血液流通，经脉活动就正常；肺气通达，气行血行。所以可以治疗中风而引起的语言蹇涩、颜面神经麻痹、口面㖞斜。

薄荷含挥发油，油中主要成分是薄荷醇、薄荷酮、乙酸薄荷酯以及其他萜（tiē）烯类化合物。薄荷醇具有清凉镇痛的作用，内服小量薄荷有兴奋中枢神经的作用，间接传导至末梢神经，使皮肤毛细血管扩张，调整血管的功能，促进汗腺分泌，故与荆芥穗配伍，对本方主疗的症候群有辅助的治疗作用。

白粟米：粟，一作籼粟。

许慎云："古者以粟为黍、稷、粱、秫之总称，而今之粟，在古但呼为粱，后人乃专以粱之细者名粟。"北方人叫作小米。

陶弘景云："粟，熟春令白，亦当白粱，呼为白粱粟。"

李时珍曰："种类凡数十，有青、赤、黄、白、黑，诸色。"本方所用的就是白色的粟米。

粟植物名为禾本科，一年生草本。高四五尺，秆直立，光滑。叶长，披针形或条状披针形。花小而呈密集穗状，圆锥花序。果实为颖果，小粒状。

粟米：味咸，微寒，无毒。能清热解毒，益气补脾胃，和中。含蛋白质、淀粉、糖、脂肪等成分，在谷类植物中，是含营养成分较高的一种。

唐医昝殷《食医心鉴》中也有这个食疗方，但是在"中风"两字下有"心脾热"三个字，"白粟米"是作"白粱米"。参看"葛粉羹"条，与此方所用食品、主疗大致相同。

宋人《太平圣惠方》卷九十六引作："治中风心脾热，言语謇涩，精神昏愦，手脚不遂，口㖞面庆（lì），宜喫粱米粥方。白粱米三合，荆芥一握，薄荷一握，豉三合，右件药，以水三大盏，煮荆芥、薄荷、豉，取汁二盏，澄滤过，入米煮作粥，空腹食之。"

《圣济总录》卷一百八十八引作："白粟米净淘二升半，荆芥穗剉，薄荷叶各一握，豉三合，右四味，先将三味，以水三升，煮至二升。去滓取一升半，投米煮粥，空腹食之。一方用白粱米。"

孟诜《食疗本草》论"薄荷"曰："去心脏风热。"本方中用了薄荷叶一两，由此看来，"荆芥粥"方主疗的症候群中应该有"心脾热"这一症状。本方和"葛粉羹"方的不同点在于一个是有手足不遂的症状，而用葛粉；一个是有口面喎斜的症状，加用了薄荷叶。豆豉改为白粟米。如果同时出现手足、口面的病症，在本方中加用葛粉，就可以兼顾到了。

又，孟诜《食疗本草》中论"白粱米"曰："除胸膈中客热，移五脏气，缓筋骨。"现代植物学认为粟是粱的变种，粱比粟较大些。在这个食疗方中，白粟米可以换用白粱米。

荆芥粥用于一般中风患者以及颜面神经麻痹、四肢发麻等病。均甚有益处。

麻子粥

【原料】冬麻子二两（炒去皮，研）、白粟米三合、薄荷叶一两、荆芥穗一两。

【制法】水三升，煮薄荷、荆芥，去滓，取汁，入麻子仁，同煮粥，空腹食之。

【主疗】中风、五脏风热、语言蹇涩、手足不遂、大肠滞涩。

【笺注】

白粟米、薄荷叶、荆芥穗笺注见前。

冬麻子：大麻子仁，为桑科大麻属植物大麻的果实或去果皮的种仁。一年生草本。茎于直立，高七八尺。叶为掌状复叶，边有锯齿。花为单性，雌雄异株，雄花黄绿色，圆锥花序；雌花梢头为穗状花序，色亦淡绿。花后结闭果。子仁是鼠白色球圆形之小坚果，有光泽，碎之有一种芳香，中含微小的扁平种子，脂肪极多。茎的皮层富有纤维，可用于编织。麻仁，又名火麻仁、线麻子、黄麻仁、汉麻仁、苎（zhù）麻仁等。

麻仁：甘，平，无毒。

《神农本草经》曰："补中益气。"

陈士良《食性本草》曰："润五脏，利大肠风热结燥及热淋。"

孟诜曰："取汁煮粥，去五脏风，润肺，治关节不通。"

本方立意均与此吻合。麻仁据现代生药分析，含有大量的脂肪油、蛋白质、维生素B_1、维生素B_2、胆碱、挥发油、卵磷脂、甾醇、葡萄糖醛酸、蕈毒素等，有降低血压、润燥通便等作用。

本方治疗与前方基本相同，只是出现了大肠滞涩的大便干燥症状，加入冬麻子二两，完全可以奏效。

昝殷《食医心鉴》中有"冬麻子粥"方，"以冬麻子半升，白米三合，以水二升，研滤麻子取汁，煮粥，空腹食之。主治中风、五脏拥热、言语蹇涩、手足不随、神情冒昧、大肠涩滞"。

两个方子虽组成食品不同，但比较一下，麻子粥中加入薄荷、荆芥穗，食疗效果要更理想些。

宋《太平圣惠方》主治与昝殷《食医心鉴》同，但"神情冒昧"作"神惰胃昧"，方作"冬麻子半升，白粱米三合，薄荷一握，荆芥一握，以水三大盏，煮薄荷等，取汁二盏，用研麻子，滤取汁，并米煮作粥，空腹食之"。

《圣济总录》方作"冬麻子（炒，捣研）半斤，白粟米（淘净）三合，薄荷叶、荆芥穗各一握，先以水三升，煮薄荷、荆芥二味，去滓，取汁二升。以此汁研麻子仁，滤过，下白粟米，煮粥，空腹食之。一方用青粱米"。可供参考。

麻子粥，用于一般中风患者以及颜面神经麻痹、四肢麻木、大便燥难等病，均甚有益处。

恶实菜

【原料】恶实菜叶嫩肥者、酥油。

【制法】以汤煮恶实三五升，取出，以新水淘过，布绞取汁，入五味，酥点，食之。

【主疗】中风、燥热、口干、手足不遂及皮肤热疮。

【笺注】

恶实菜：牛蒡，又名鼠粘、大力子、蒡翁菜、便牵牛、蝙蝠刺、牛菜、夜叉头、茅翁菜、如意草、道人头、辟虱胡麻等，日本一名牛房。李时珍曰："其实状恶而多刺钩，故名。"牛蒡为菊科牛蒡属，两年生草本。高四五尺。根长多肉。茎直立，多分枝，紫色，有微毛。叶大，作心脏形或广卵形，边缘带波状或具细锯齿，下面密被白色绵毛。初夏开两性筒状花，紫色，头状花序，有自针状鳞片结成总苞。果实呈倒长卵形，有棘刺，果皮坚硬，种皮淡黄白色，中为种仁，带油性，味苦。

本方"主疗"中所讲的"中风"，应指出并不是"卒中"或"类中风"的"中风"概念，而是指在外感受风寒，人体抵抗力不足，卫气不固，风邪入里，蕴结于皮肤肌腠间，壅滞则化热，热灼皮肤，则生疮搔痒，甚者即产生红肿痛毒。热灼于肺、胃，则津少液枯。肺失清肃，继发口干、燥热。脾受热灼，则失其所主，肌肉、四肢得不到濡养就痿弱不遂。这些皆因外感风寒，内伤气血，风热化燥而引起。

牛蒡叶大如芋而长，古人多食之。其味辛、苦，性寒，无毒。有清热解毒、消炎镇痛的作用。能散风热、除风伤、散肿毒、通经络、消除致病因素，就可以治疗因伤风化热而引起的口干、燥热、皮肤生疮、手足不遂的症状了。

鉴于历来牛蒡多以果实（牛蒡子）和根入药，古医书中关于牛蒡叶的药用记载也较少，所以我们整理数条抄缀如下，有利于加深理解本方用牛蒡菜的食疗效能。

《名医别录》曰："主治伤寒、寒热汗出、中风面肿，消渴热中，逐水，久服轻身耐老。"

陈藏器曰："叶捣碎，傅杖疮金疮，永不畏风。"

甄权曰："主面目、烦闷、四肢不健，通十二经脉，洗五脏恶气，可常作菜食，令人身轻。"

孟诜曰："茎叶煮汁作浴汤，去皮间习习如虫行，又入盐花生捣，搨（tà）一切肿毒。"

《箧（qiè）中方》曰："头风掣痛，不可禁者，摩膏主之，取牛蒡茎、叶，捣取浓汁二升，无灰酒一升，盐花一匙头，糖（táng）火煎稠成膏，以摩痛处，风毒自散。"

《圣惠方》曰："头风白屑，牛蒡叶捣汁，熬稠涂之，至明，皂荚水洗去。"

《圣济总录》曰："小便不通，脐腹急痛，牛蒡叶汁，生地黄汁二合，和匀，入蜜二合，每服一合，入水半盏，熬三、五沸，调滑石末一钱服。"

《千金方》曰："疖（jiē）子肿毒，鼠粘子叶贴子"。

《外台秘要》曰："石瘘（lòu）出脓，坚实寒热，鼠粘子叶为末，和鸡子白封之。"

近来用牛蒡鲜叶水煎服或水煎代茶饮，治疗早期未化脓性的急性乳腺炎，有良好的效果。

恶实叶食疗，用于一般皮肤病，或过敏性皮疹，均甚佳。

酥油，系用牛或羊的乳汁熬煮而成，以牛酥为最佳。

明人高濂造酥油法曰："用牛乳，下锅滚一二沸，倾在盆内，候冷，定面上造成酪皮，将酪皮锅内煎油出去粗，倾碗内，即是酥油。"酥油含丰富的脂肪、蛋白质、A种维生素，有润燥生津，滋补强壮的作用。本方中加入酥油，一则味香，二则加强牛蒡叶的滋润力量，又能补养身体，达到良好的食疗效果。

考证《食医心鉴》"牛蒡叶方"作"治中风毒、心烦、口干、手足不随及皮肤热疮，宜喫煮牛蒡叶方。牛蒡肥嫩叶一斤，土苏半两，细切牛蒡叶，煮三五沸，滤出，于五味汁中重煮，点苏，食之"。

宋《太平圣惠方·食治·中风诸方》引作"引蒡叶羹方"，方法与《食医心鉴》同。

《圣济总录》食治门作"恶实叶菹方"，方法与《食疗方》相同，可证本方出自唐、宋人之手。

莲子粥

【原料】莲子一升（去心）。

【制法】煮熟，研如泥，与粳米三合作粥，空腹食之。

【主疗】心志不宁、补中强志、聪明耳目。

【笺注】

莲子：一名莲实，莲肉、莲米、水芝、泽芝、水旦等，为睡莲科莲属植物。多年生水生草本。根状茎横走，肥大而多节，肉白色，中有多数纵走孔道，节上生叶，大而圆，全缘或梢呈波状，粉绿色。浮于水面称为"荷钱"或"浮叶"，直立而伸出水面的称为"立叶"。夏日开大形美花，有香气，色深红，淡红，或白色，有单、复瓣大小各种之区别。雄蕊多数，花托上部延长呈倒圆锥形，有数多小孔，每托内结果实一，果实椭圆形，埋存于倒锥圆形之大花托内，即是莲子。

莲子，甘，平，涩，无毒。其中含有维生素C、莲碱、蛋白质、棉子糖、脂肪，多量淀粉等，有养心益肾，健脾止泻的作用，为良好的滋补强壮品。

《神农本草》曰："补中养神，益气力，除百疾，久服轻身耐老，不饥延年。"

《日华本草》曰："止渴，安心"。

孟诜曰："主五脏不足，伤中气绝，益十二经脉血气。"

苏颂《图经本草》曰："捣碎和米作粥，饭食，轻身益气，令人强健。"

宋人《太平圣惠方》（卷九十七）食治耳鸣耳聋诸方引作："益耳目聪明，外中强志，莲实粥方。嫩莲实半两（去皮，细切），粳米三合，先煮莲实令熟，次以粳米作粥，候熟，入莲实，搅令匀，熟，食之。"

又《圣济总录》中（卷一百九十）食治目病引作"治眼赤痛，明眼、补中强志。莲实去皮，研一盏许，粳米半升，先煎莲实，下米煮粥，如常法食之。"这些都是本方立意的借鉴。

莲心：苦，寒，无毒。

陈藏器曰："食莲子不去心，令人作吐。"所以去而不用。

但《本草纲目》曰："清心去热。"

王士雄《随息居饮食谱》论莲心曰："苦凉，敛液止汗，清热养神，止血固精。"

据现代生药分析，莲心中所含的生物碱有显著的强心作用，生物碱中的主要成分莲心碱更具有较好的降低血压的作用。所以，食用时可以斟酌采用。

莲子粥深为南方人喜爱，失眠病或心率过速以及神经衰弱等均可服用。

鸡头粥

【原料】鸡头实三合。

【制法】煮熟，研如泥，与粳米一合，煮粥，食之。

【主疗】精气不足、强志、明耳目。

【笺注】

鸡头：芡实也。又有鸡米、雁头、雁喙、鸿头、鸡雍、卵菱（líng）、蔿（wěi）子、水流黄、藕梢菜、鸡头菱等名，为睡莲科芡属植物芡实的种子。一年生水生草本。地下茎短而肥厚，具多数白色须根。叶大为椭圆形或盾状心脏形，叶面皱褶，浮于水面，有尖刺。夏、秋开紫色花，茎伸出水面，圆柱形。日中盛开，日没即萎缩。花后结球实果，果肉中包藏圆形种子，种皮坚硬，黑色，干后则变成灰白色，中有仁，即芡实。

芡实：甘，平，涩，无毒。《神农本草经》曰："主治补中、益精气、强志，令耳目聪明。久服，轻身不饥。"

《经验后方》曰："鸡头粥，益精气，强意志，利耳目。鸡头实三合，煮熟去壳研如膏，粳米一合，煮粥，日日空心食。"

好古"粳米"条下曰："合芡实作粥食，益精强志，聪耳明目。"

《太平圣惠方》卷九十七，《食治耳鸣耳聋诸方》中引作："益精气，强志意，聪利耳目，鸡头实粥方。"

可证唐宋以来，就已经有了鸡头粥食疗的经验了。

据现代生药分析，鸡头米中含多量的淀粉、少量蛋白质、脂肪油以及微量的钙、磷、铁、核黄素、维生素C等，这些成分都是我们身体内所不可缺少的营养物质。鸡头实，是我们日常生活中较理想的滋补食品。

鸡头粥，对于临床常见的脾胃虚弱、便溏泻、下肢浮肿等症候均宜服用。

葵菜羹

【**原料**】葵菜叶，不以多少。

【**制法**】洗，择净。煮作羹，入五味，空腹食之。

【**主疗**】小便癃闭不通。

【**笺注**】

葵菜：为锦葵科锦葵属。又名露葵、滑菜、冬苋菜、土黄芪、荠菜粑粑叶。一年生或多年生草本。根单生，黄白色，有黏液；茎直立；叶单互生。冬末春初开花，花期短，数朵或十数朵簇生叶腋，淡粉紫色；果实为蒴果，扁球形。

葵菜叶：甘，寒，滑，无毒。

梁陶弘景曰："葵叶尤冷利，不可多食。"

《本草图经》曰："苗叶作菜茹，更甘美，大抵性滑利，能宣导积壅，煮汁单饮亦佳，仍利小肠。"

甄权曰："煮汁服，利小肠，治时行黄病。"

孙思邈曰："葵，脾之菜也，宜脾，利胃气，滑大肠。"

所以，葵菜叶性滑润利窍，用叶做羹，可以治小便癃闭不通。据近代生药分析，葵菜叶含锦葵酸、苹婆醇，有消炎解毒、清热利湿的作用。近年来，临床试用葵菜叶煎水代茶饮，治疗黄疸型肝炎，对消退黄疸颇有疗效，由此验证其"治时行黄病"是确实的。

唐昝殷《食医心鉴》曰："治七淋，小便涩少，茎中痛，宜喫葵菜粥。"方法是："葵菜三斤，葱白一握，米三合，煮羹，取浓汁，投米及葱，煮熟，点少许浓豉汁，调和，空心食之。"

宋《圣济总录》卷一百九十《食治五淋》引作："治诸淋，小便赤涩，茎中疼痛，葵菜粥方。葵菜择取叶并嫩心三斤，细切，粟米三合净淘，葱白（去须）一握，细切。右三味，先以水五升，煮葵菜至三升，绞去葵菜取汁，下米并葱白，更入浓煎豉汁五合，同煮为粥，空心顿食之，食不尽，分作两度，一日取尽。"可以参考使用。

生地黄粥

【原料】生地黄汁二合。

【制法】煮白粥，临熟时入地黄汁，搅匀，空腹食之。

【主疗】虚劳、瘦弱，骨蒸、寒热往来，咳嗽唾血。

【笺注】

生地黄：又有芐、芑（qǐ）、地髓、天黄、人黄、山荠根、酒壶花等名，为玄参科地黄属植物的根状茎。多年生草本，根状茎，肉质肥厚，先直下，然后横走，圆柱形或纺锤形。叶通常丛生于茎的基部，倒卵形、篦形或长椭圆形，边缘有钝齿。花多毛，呈顶生的总状花序，花冠紫红色，常有黄色带紫的条纹。果实未熟，茎已枯萎。

本方主要治疗的是由虚劳引起的一系列气虚血少、阴虚内热的症候群。生地黄，甘，寒，无毒。

《神农本草经》曰："伤中，逐血痹，填骨髓，长肌肉，作汤除寒热积聚。久服，轻身不老。"

梁陶弘景《名医别录》曰："主男子五劳七伤、女子伤中、胞漏下血。补五脏、内伤不足，通血脉，益气力，利耳目。"

宋《大明日华本草》曰："助心胆气，强筋骨长志，安魂定魄，治惊悸劳劣，心肺损，吐血，鼻衄。"

据近代生药分析，地黄含梓醇、地黄素、维生素A样物质及多种糖类，如水苏糖、葡萄糖、蔗糖、甘露糖等，此外尚含有氨基酸类物质。据动物实验，有促进家兔血液凝固的作用，对蛙心有显著的强心作用。有扩张肾脏血管的作用，同时具有抑制某些真菌的作用。总的来看，生地黄既可以滋阴凉血、止血、生津润躁、消炎治肿痛，又可以补养气血、强筋壮骨、治虚劳骨蒸。"填骨髓"也就是有加强造血机制的功能，可以用来治疗贫血病。

据前人临床经验来讲，一般因为生地黄性寒而凉，多取它凉血止血的功用，多运用在血热、出血的疾病上。而熟地黄，性微温，它滋补精血的效力大，多用于身体衰弱的贫血病人。本方用法是在白米粥临熟时，加入生地黄汁，搅匀后服。这样制作，生地黄汁的寒凉性质也稍稍变得温热一些，使生地黄汁既具有滋养作用，又没有腻膈碍骨的弊病，很适合于虚弱病者食用。

唐昝殷治"妊娠下血不止，名曰漏胞。胞乾胎死，宜食地黄粥方。"方法与此相同，又曰："地黄汁暖酒和服亦佳。"其治"小儿发稀、乍寒乍热，黄瘦无力"，即吃生地黄粥。方为："生地黄汁一合，红米一合，煮作粥，临熟下地黄汁，搅，调和食之。"和本方立意，治疗效果完全相同。

宋朝方书中仍有记载，可证本方是从唐、宋食疗方沿习下来的。

生地黄枣仁粥

【原料】生地黄汁一合、酸枣仁水绞取汁二盏。

【制法】水煮，同熬数沸，次下米三合，煮粥，空腹食之。

【主疗】虚弱、骨蒸、四肢无力、渐渐羸瘦、心烦不得睡卧。

【笺注】

生地黄笺注见前。

酸枣仁：一名柑仁、棘实仁、山枣仁、军枣仁、调睡参军等，为鼠李科枣属。落叶灌木或小乔木，高达1~3米，枝上有锐利的短刺。叶互生，椭圆形或卵状披针形，边缘具细锯齿，夏、秋开黄绿五瓣小花，果实为球圆形之核果，有酸味，核仁坚硬，碎之，中藏稍扁圆形之仁，即酸枣仁。

枣仁含两种三萜化合物、白桦脂醇、白桦脂酸。此外尚含有机酸、蛋白质、谷甾醇及脂肪油等。

梁陶弘景《名医别录》论枣仁曰："主烦心不得眠，虚汗，烦渴，补中，益肝气，强筋骨，助阴气，令人肥健。"

枣仁：酸，平，无毒，味酸主收敛。主治多在肝胆二经。肝藏血，肝虚则血少，不足濡（rú）养筋脉；肝藏魂，卧则魂归于肝，肝功能失调，所以魂不潜藏，目不得暝，血少心气不足，所以心烦不得眠。酸枣仁有补肝利胆、宁心养神的作用。

本方在前方的基础上加入枣仁一味，正是为了解决"心烦不得睡卧"的病症。

《太平圣惠方》卷九十七《食治骨蒸劳诸方》中引用作"治骨蒸，心烦不得眠卧，酸枣仁粥方"。方用："酸枣仁二两，以水二大盏半，研滤取汁，以米二合煮作粥，候临熟，入地黄汁一合，更微煮过，不计时候食之。"可证本方是有所继承的。

酸枣粥

【原料】酸枣仁一碗。

【制法】用水绞取汁，下米三合，煮粥，空腹食之。

【主疗】虚劳、心烦不得睡卧。

【笺注】

这里指出的虚劳、心烦、不得睡卧，比前一条阴虚劳损引起的心烦不得卧的临床症状要减轻一些，也没有出现虚热的并见症，所以本方只用酸枣仁一味煮粥食用。酸枣仁笺注详见前条。

桃仁粥

【原料】桃仁三两。

【制法】汤煮熟，去尖、皮，研，取汁，和粳米同煮粥，空腹食之。

【主疗】心腹痛、上气咳嗽、胸膈妨满、喘急。

【笺注】

桃仁：为蔷薇科樱桃属植物桃的种子。落叶小乔木，高达4~8米，单叶互生，椭圆状披针形，边缘有细密锯齿。春日，花先叶而开，花呈淡红色五瓣，兼有白色、绯色、紫色等。有单、重瓣的区别。果实为核果，外面生毛，肉多汁柔软。果的内核坚木质，具网状凹纹，中有仁，仁为白色扁平尖卵圆形，被有褐衣，且有纵皱，即是桃仁。

桃仁：苦、甘，平，无毒。

《神农本草经》曰："瘀血血闭，症瘕邪气，杀小虫。"

《名医别录》曰："止咳逆上气，消心下坚硬，除卒暴击血，止心腹痛。"

张元素曰："治血结、血秘、血燥、通润大便、破畜血。"

之颐曰："桃为肺果，精专在仁，故司肺气，为营血之师帅。凡血之不得不濡，即气之不决不运。气为橐籥，血为波澜故也。"

血与气通则不痛，不通则痛，桃仁有理气活血、通利血脉的功能，所以具有活血行瘀、理气止疼的效力。现代生药分析桃仁含苦杏仁弍，苦杏仁酶，尿囊素酶、乳糖酶，维生素B$_1$及多量脂肪油，有润肠通便、止咳平喘、抑制血凝等作用。

唐人昝殷《食医心鉴》中用"桃仁"成粥食疗诸病共有三个方子。第一方曰："治上气咳嗽，胸满气喘。桃仁三两，去皮、尖，以水一大升，研汁，和粳米二合，煮粥食。"其二方曰："传尸鬼气，咳嗽，痃癖注气，血气不通，日渐消瘦。桃仁一两，支皮、尖，杵碎，水一升半，煮汁，入米作粥，空心食之。"第三为日本医者丹波无坚手批识本《食医心鉴》中曰："治冷气心痛，发动无时，不能下食，桃人粥方：桃人一两，支皮、尖，研，以水投取汁，红米三合，以桃人汁和米煮粥，空心服之。"证明桃仁粳米粥可以治疗心腹冷痛、胸满气喘诸症。

《食医心鉴》中还有一个桃仁方："治风劳毒肿、挛痛或牵引小腹及腰痛。桃仁一升，支皮、尖，熬令黑烟出，热研如脂膏，以酒二升，搅和服，暖卧取汗，不过三度瘥。"证明临床运用桃仁，可以取得良好的祛风消肿、活血止疼的作用。

唐人的桃仁粥方，到宋代仍作为食疗方使用，宋《圣济总录》《太平圣惠方》诸书中均有记载，而且《太平圣惠方》卷九十七，还著录有另一桃仁方，为："治产血症，疼痛不多食。桃仁一两，汤浸去皮、尖、双仁，粳米二合，以水二大盏，烂研桃仁，绞取汁作粥，空心食之。"更突出利用了桃仁的破瘀血、活血止疼的功效。

昝殷在《食医心鉴》中《论心腹冷痛食治诸方》中曰："夫心痛者为风冷，邪气乘于心也。凡心芷神，如伤正经，则旦发夕死，夕发旦死耳。心有包络脉也，心包络脉者是心主之别脉也。如风冷所乘，则心痛气逆；其五藏气相干，名厥心痛。夫诸藏若虚受病，气乘于心，则心下急痛，是谓脾心痛也。又云九种心痛者，其名各不同……此皆诸邪之气，乘于手少阴之络，邪气搏于正气，邪正相干，交结相击，故令心痛也。"这里所讲的心痛或心腹痛，犹如现代医学所谓的冠状动脉血管硬化而引起的胸闷、气短、心绞痛、心气不足、供血不全和瘀血作痛等临床症状。

所以，现代医学中治疗冠心病都用桃仁组成复方进行治疗。如果在日常饮食中，服用桃仁粥，能起到减轻或预防的作用，对于冠心病、心绞痛患者来讲，是大有好处的。

椒面羹

【原料】川椒三钱（炒为末）、白面四两。

【制法】同和匀，入盐少许，于豆豉作面条，煮羹，食之。

【主疗】脾胃虚弱、久患冷气、心腹结痛、呕吐不能下食。

【笺注】

川椒：蜀椒。本品的叶、果俱有香气，果实大如胡椒，故名为"椒"。其出产在四川，故名川椒或蜀椒，以区别于外来的胡椒。又有巴椒、花椒、红椒、红花椒、汉椒、南椒、蓎椒、点椒、大红袍等名，为芸香科花椒属，灌木或小乔木。高1~3米，树皮暗褐色，有如刺之疣，叶为奇数之羽状复法，小叶作披针状，形卵圆，边缘有稀疏锯齿，叶对生。夏月开花，花成单性。夏秋间结实，实为干果，色褐，密生疣状突起的腺点，能裂开，现出黑色的种子。干燥的果皮叫作川椒，种子叫作椒目，味辛烈，有浓厚的香气。

川椒：辛，温。能温中下气，暖肾去寒，散结滞，去宿食而止疼。辛散能开胃舒郁，治上逆之呕吐。其主要化学成分为挥发油，油中含异茴香醚及牻（máng）牛儿醇，能止疼、健胃，达到上述治疗效果。

昝殷治"久患冷气，心腹结痛，呕吐不下食"方也有"蜀椒面方"，但制作方法不同，他以"蜀椒半两，口开者；面三两，先以醋浸椒，经宿漉出，以面拌，令匀，以少水煮，和法吞之。"传至宋朝，制作方面又进一步，《圣济总录》曰："蜀椒，去目及闭口者一分，炒出汗，水浸一宿，焙干，末之"，食用时加入豉汁煮。从唐、宋以来"椒面羹"的变化，可以看出元忽思慧的"椒面羹"是有来历的。

荜菝粥

【原料】荜菝一两、胡椒一两、桂五钱。

【制法】三味为末，每用三钱，水三大碗，入豉半合，同煮，令熟，去滓，下米三合作粥，空腹食之。

【主疗】脾胃虚弱、心腹冷气疞痛、妨闷不能食。

【笺注】

荜菝：又叫荜拨、荜茇、蛤蒌、鼠尾、椹圣等，为胡椒科胡椒属。多年生草质藤本。春发苗作丛，茎高三四尺，根状茎直立，多分枝，茎下部匍匐，单叶互生，宽两三寸如桑叶，面光而厚。春季开小花，白色，单性异株，七月结子，色青黑。有胡椒的清香，味辛辣。

荜菝，辛，大温，无毒。能温中散寒，止脘腹冷疼、呕吐酸水。

唐李珣海《本草》曰："呕逆醋心，得桂心治脏腑虚冷。"可证荜菝和桂心配伍治疗心腹冷痛，在我国唐代已经有实践经验了。

黄宫绣《本草求真》曰："荜菝气味辛热，凡一切风寒内积，停于肚腹，而见中满痞寒疼痛，俱可用此投治。"

据现代生药分析，荜菝含挥发油，主要成分为丁香烯、芝麻素，是理气散寒、解痉镇痛的有效药物。现代多制成宽胸丸、宽胸片、宽胸气雾剂、宽胸酥糖等，用来治疗心绞痛和心绞痛的急性发作。用荜菝末外敷，还可以治疗牙痛。

胡椒：原产东印度，又名昧履支、浮椒、玉椒、木椒等，为胡椒科植物胡椒的果实。

药用胡椒分为两种。

一、白胡椒：又名白川，为近圆球形果核，表面灰白色，平滑，顶端略扁或微凹，基部多少隆起，有时带有黑棕色斑点，四周有纵走的脉纹。内果皮薄壳状而稍坚硬，种子坚硬，气芳香，味辛辣。白胡椒以个大、粒饱、色白、气味强烈者为佳。

二、黑胡椒：又名黑川。亦为近圆球形果实，表面暗棕色至灰黑色，具有网状皱纹，顶端有微细突起的柱头遗迹，外果皮及中果皮质地松脆，易剥落。内果皮及种子的性状均与白胡椒同。黑胡椒亦以个大、饱满、色黑、皮皱、气味强烈者为佳。

胡椒含有胡椒碱、胡椒脂碱、挥发油等成分。药理实验能引起正常人血压上升，对脉搏无显著影响。

胡椒，性辛、热，无毒。

《唐本草》云："主下气、温中、去痰、除脏腑中风冷。"

《海药本草》云："去胃口气虚冷，宿食不消，霍乱气逆，心腹卒痛，冷气上冲，和气。"

《日华子本草》云："调五脏、止霍乱、心腹冷痛、壮肾气、主冷痢，杀一切鱼、肉、鳖、蕈毒。"

所以，胡椒具有温中、下气、驱寒、止痛的作用。可用于治疗寒痰食积、呕吐泄泻、呃逆反胃，并解食物毒。

胡椒的作用与辣椒相似，但刺激性较小。胡椒比川椒，正如《本草求真》曰："胡椒比之蜀椒，其热更甚。凡因火衰寒入、痰食内滞、滑冷痢及阴毒腹痛、胃寒吐水、牙齿浮热作痛者，治皆有效。以其寒气既除，而病自可愈也。"

但是，胡椒终属辛、热、燥之品，走气动火，不可过服，其只有除寒散邪之力，非同桂、附，终有补火益元之妙。本方用量为一两，我们临床应酌情减量，只用三四钱即可。

桂：一般临床应用多是桂枝、肉桂（或称官桂）、桂心。桂枝，为桂树的枝干，肉桂（官桂）就是接近根部最厚的桂皮。桂心，是剥去外层的粗皮，与内面的薄皮，而取其中心的，所以又名中桂，为樟科樟属。常绿乔木，树干高达10~15米，树皮表面灰棕色，大多呈瓦砖状，或卷缩状，其质坚，内皮呈赤褐色，表面有纵行隆腺，芳香而味辛甜，叶互生而革质，长椭圆形或近于披针形。夏月开黄绿色小花，聚成圆锥形花序，果实椭圆形，豌豆大，熟时暗紫色。

本方所用桂，多用肉桂。肉桂，甘，辛，大热。能温中补肾阳、散寒止痛、行血脉、引火归原。主治痼冷沉寒，四肢厥冷、脾虚恶食、腹痛疝瘕。生药分析，它含有桂皮油，其中主要成分是桂皮醛，并含少量乙酸桂皮酯、乙酸苯丙酯等。桂皮油对胃肠有缓和的刺激作用，能增强消化机能，排除消化道内积气，缓解胃肠痉挛性疼痛。同时又具有中枢性及末梢性扩张血管的作用，能增强血液循环、振奋神经系统，这也是本方中用桂的旨意。此外尚含有树脂、粘液质、鞣质等成分。

昝殷治疗心腹冷气、刺痛、妨胀不能下食时，也用荜菝粥方，但制作稍异。其为：荜菝、胡椒、桂心各一分，为末，米三合，煮作粥，下荜菝等末，搅和，空心食之。

宋《圣济总录》作："捣罗为末，每服三钱匕，水一碗半，入葱一握、豉半合，先煮葱、豉，熟，去滓，次下米三合煮粥，将熟，入煎药末，同煮少顷，空腹食之。"均大同小异。

良姜粥

【原料】高良姜半两（为末）、粳米三合。

【制法】水三大碗，煎高良姜至二碗，去滓，下米煮粥，食之，效验。

【主疗】心腹冷痛、积聚停饮。

【笺注】

陶隐居言："此姜始出高良郡，故得此名。"但在汉朝时称高凉县，吴国改为郡，所以"高良"应当作"高凉"，才符合历史情况。高良姜，又名蛮姜，风姜、海良姜、小良姜、埋光乌药、比目连理花。为姜科植物高良姜的根状茎。多年生草木，高30~80厘米，地下具有圆柱状横走根茎，棕红色或紫红色。多节，节上生根，气味芳香，味似胡椒，茎直立，丛生。叶窄条状披针形，全缘或具微疏钝齿。4~10月间开花，花两性，淡红色，呈稠密的圆锥形总状花序。果实为不开裂的肉质蒴果，球形，橘红色。

良姜：辛，大温，无毒。

唐甄权《药性本草》论良姜曰："治风破气，腹内久冷气痛，去风冷痹弱。"所以良姜具有温脾胃、散寒、消积食停饮、理气止疼的作用。据现代生药分析，良姜含挥发油，油中主要成分为蒎（pài）烯、桉油精、桂皮酸甲酯及一种辛辣油质——高良姜酚。此外，尚含高良姜黄碱素、高良姜素及山奈素等三种黄碱素衍生物，还有淀粉、鞣质及脂肪。良姜能刺激胃肠神经系统，使消化机能亢进，同时使肠壁血管收缩，是良好的芳香性健胃止痛药。所以本方称它是"效验"良方。

《食医心鉴》《太平圣惠方》还说高良姜粥方还可以治疗遇寒风或者喫生冷就发作的心腹疼痛，而且《太平圣惠方》中还加入了陈橘皮一味，资助理气的作用。本方对遇寒即发作疼痛的虚寒性胃病有极好的临床疗效。

吴茱萸粥

【原料】吴茱萸半两。

【制法】水洗去涎，焙干，炒为末，以米三合，一同作粥，空腹食之。

【主疗】心腹冷气衝胁肋痛。

【笺注】

吴茱萸：陈芷器曰："茱萸入药，以吴地者为佳，故有吴萸之名。"又有：藙、吴椒、茶辣、辣子、川姜、搜筵、臭辣子、臭泡子、气辣子、辟邪翁、䉤药子、九日三官等名，为芸香科吴茱萸属。落叶灌木或小乔木，高3~10米，树干直立、坚实。叶对生，奇数，羽状复叶，椭圆形或卵圆形，全缘或有不明显的钝锯齿。夏、秋月开黄白色花，单性异株，花密集呈聚伞圆锥花序，顶生。果实为菁（gū）葖果扁球形，紫红色，表面有粗大腺点。种子一粒，卵圆形，黑色，有光泽。外皮似革，作五棱。

吴茱萸，辛，温，有小毒。

《神农本草经》曰："温中下气，止痛除湿，血痹，逐风邪。"

《名医别录》曰："利五脏，饮食不消，心腹诸冷，绞痛中恶，心腹痛。"

胁肋，是肝经循行的部位，吴茱萸味辛烈，气芳香，能温肝、降逆、开郁、化滞。化学成分含生物碱，如吴萸碱、吴萸次碱等，含挥发油，吴萸烯、吴萸内酯等，另含苦味质等成分，有杀虫、抑菌、解痉止痛的作用。

唐昝殷治心腹冷气又心刺肋痛方，和本方稍有差别，方是："吴茱萸末二分，米二合，葱白一握，切，先煮粥，熟，下葱及茱萸末，和匀，空心食之。"葱白，辛，平，有发表和里、通阳活血、除肝中邪气、利五脏的作用。葱白也是日常烹调中的调料，本方中加入葱白，可以增强吴茱萸的散寒理气的作用。

到了宋朝，本方又有发展，《太平圣惠方》曰："治心腹冷气入心，撮痛胀满。吴茱萸半两，汤浸七遍，焙干、微炒，捣末。粳米一合，以葱、豉煮粥，候熟，下茱萸末二钱，搅令匀，空腹食之。"均可供参考。

炒黄面

【原料】白面一斤。

【制法】炒令焦黄，每日空心温水调一匙头。

【主疗】泄痢、肠胃不固。

【笺注】

面：麦屑末也。

束皙《饼赋》曰："重罗之面，尘飞雪白。"也就是今天称作的精白粉。

唐陈藏器《本草拾遗》曰："面可补虚，久食实人肤体，厚肠胃，强气力。"

又曰："面性热，惟第二磨者凉，为其近麸也。河渭以西，白面性凉，以其春种，阙二气也。"

所以，本方把白面炒令焦黄，使凉性变温性，可以温外肠胃，同时又易于消化。

一匙头，即一匙左右。

第二类　动物类食疗方

乳饼面

【原料】乳饼一个（切作豆子样）。

【制法】用面拌，煮熟，空腹食之。

【主疗】脾胃虚弱、赤白泄痢。

【笺注】

乳饼：乳腐之别名。通常以牛乳之乳腐为佳。

制法是：以牛乳一升，绢滤入釜，煎五沸，水解之，用醋点之，如做豆腐一样，渐渐结成。再漉出，以帛裹，用石压之，收入藏于盐坛底中，即做成了乳腐。

乳腐：性微寒，味甘，无毒，有滋润五脏、通利大小便、益十二经脉的效能。

唐萧炳《四声本草》曰："治赤白痢，切如豆大，面拌，酸浆水煮二十余沸。小儿服之弥佳。"忽思慧立本方食疗之效用即据此而来也。

生地黄鸡

【原料】生地黄半斤、饧糖五两、乌鸡一枚。

【制法】先将鸡去毛，肠、肚净，细切，地黄与糖相和匀，内鸡腹中。以铜器中放之，复置甑中蒸炊，饭熟成，取食之。不用盐、醋，唯食肉尽，却饮汁。

【**主疗**】腰痛疼痛、骨髓虚损、不能久立、身重气乏、盗汗少食、时复吐利。

【**笺注**】

地生黄：详见前生地黄粥条笺注。

饴糖：我们日常所食之麦芽糖。又名胶饴、饴糖，古籍有称饧、餔（bǔ）、软糖、糖餳、黏糖等。饴糖多为把糯米、粳米、大麦、小麦、黄小米、玉米、薏苡仁等含淀粉质的物品蒸后，加入麦蘗子（按：即麦芽），使之发酵糖化而制成。其餹之清者曰饴，稠者曰饧，如饧而浊者曰餔。饴糖又有软硬之分。软者为黄褐色，或淡黄色，黏性较大的浓稠液体；硬者为将软饴糖经反复搅拌、牵引，混入空气凝固而成多孔状缺乏黏性的黑白色糖饼。药用以软饴糖为佳。

饴糖含有麦芽糖、糊精、蛋白质、脂肪及少许盐类等成分，其性温，味甘。

陶弘景《名医别录》曰："主补虚乏，止渴，去血。"

孙思邈《千金方·食治门》曰："补虚冷，益气力。"

孟诜亦曰："补虚止渴，健脾胃气，去留血，补中。"

《日华子本草》曰："益气力，消痰去嗽，并润五脏。"

故其有缓中补虚、生津养血、润燥镇痛的作用。

汉代名医张仲景临床时在大、小建中汤、黄芪建中汤等方药中屡屡用之，颇有灵验。《本草经疏》曰："饴糖，甘入脾，而米麦皆养脾胃之物，故主补虚乏，仲景健中汤用之是也。"

本方用饴糖，盖取其能补诸虚、气乏身重、缓解止痛也。

乌鸡：乌骨鸡。又名药鸡、黑脚鸡等。属雉科动物家鸡之一种。其鸡头小，颈短，躯体短矮而小。具有圆形放散状肉冠，羽毛除白色者外，尚有黑毛乌骨者、斑毛乌骨者。除两翅毛羽外，全呈绒丝状细短毛，毛脚、五爪，跖（zhí）毛多而密。皮、肉、骨、咀均为乌色。亦有一种为肉白骨乌者，单羽毛乌黑者不足以称乌鸡。选择时注意鸡舌，如为黑舌，则骨肉俱乌，入药最好。

其性平、无毒、味甘。补虚羸、治劳损，用作滋养强壮药。主治虚劳骨蒸、羸瘦乏神、崩中带下，并能平肝息风、养阴退热。

明朝缪希雍《本草经疏》曰："乌骨鸡性属阴，能走肝肾血分，补血益阴，则虚劳羸弱可除，回热去，则津液自生，渴自止矣。阴平阳秘，表面固密，邪恶之气不得入，心腹和而痛自止。……益阴则冲、任、带三脉俱旺，故能除崩中带下，一切虚损诸疾也。古方乌骨鸡丸，治妇人百病者，以其有补虚益阴，入血分之功。"

观此一段，对本方以乌鸡、生地黄为主，食疗气虚血衰、肾精不足而引起的腰痛、骨髓虚损、不能久立、身重气乏、盗汗少食、时复吐利等症，治疗原理可以加深理解。

本方用生地黄，饴糖、乌鸡并用，是相互配合，加强疗效。地黄与饴糖先和匀，纳入鸡腹中，使生地黄和饴糖之药性均深入鸡肉中，亦不致使汤汁黏腻、糊锅。

早在晋朝，就有以乌骨鸡为主的药用食疗方。

如晋葛洪《肘后备急方》卷四曰："凡男女因积劳虚损，或大病后不复，常若四体沉滞，骨肉疼酸，吸吸少气，行动喘惙，或小腹拘急，腰痛强痛，心中虚悸，咽干唇燥，面体少色，或饮食无味，阴阳废弱，悲忧惨戚，多卧少起，久者积年，轻者才百日，渐至瘦削，五脏气竭，则难可复振，治之汤方。"

其方为："乌雌鸡一头，治如食法。以生地黄一斤，切，饴糖二升，纳腹内，急缚，铜器贮甑中，蒸五升米久，须臾，取出食肉，饮汁。勿啖盐。三月三度作之。姚云神良，并止盗汗。"

到了唐朝，乌骨鸡的主治、制作方法亦有了发展。

如：

乌雌鸡羹方：治疗风寒湿痹，五缓六急，骨中疼痛。

乌雌鸡索饼方：治疗瘦弱无力，五噎、饮食不下，胸中结塞。

乌鸡红米方：治疗风寒湿痹、腰脚痛，安胎。

宋人有乌鸡煮酒方，治疗中急风、背强口噤、舌直、目睛不转、身痒重。

此外还有许多此类食疗方，可知元朝的食治方法，是继承和发扬了前人药方而来的。

羊蜜膏

【原料】熟羊脂五两、熟羊髓五两、白沙蜜五两（炼净）、生姜汁一合、生地黄汁五合。

【制法】以上五味，先以羊脂煎令沸，次下羊髓。又令沸，次下蜜、地黄、生姜汁。不住手搅，微火熬数沸，成膏。每日空心温酒调一匙头，或作羹汤，或作粥食之，亦可。

【主疗】治虚劳、腰痛、咳嗽、肺痿、骨蒸。

【笺注】

羊脂：为牛科动物山羊或绵羊的脂肪油。含有饱和脂肪酸，其中主要是棕榈酸及硬脂酸。也含少量的肉豆蔻酸、不饱和脂酸，其中主要是油酸，也含少量的亚油酸、羊脂酸。

羊脂，味甘，性温，无毒。能补虚润燥、治虚劳羸瘦、润肌肤、祛风化毒，还可治久痢、丹毒，避瘟气，去黑黚，《千金方》用羊脂治虚劳口干。《外台秘要》用羊脂治卒汗不止。入膏药，可以透肌肉经络除风热毒气。

羊髓：羊之骨髓或脊髓。其味甘，性温，无毒。利血脉，益经气。主治男女伤中，中气不足。

《千金方·食治门》曰："却风热，止毒。"《食疗本草》曰："补血。"

《本草纲目》曰："润肺气，泽皮毛，灭疤痕。"

《随息居饮食谱》曰："润五脏，充液，调养营阴，滑利经脉，却风化毒，填髓。"综上所述，则羊髓有益阴补髓、泽肺润肌、补诸虚、健五脏的作用。

白沙蜜：宋代寇宗奭撰《本草衍义》记载即谓为蜂蜜之异名。蜂蜜为蜜蜂科昆虫中华蜜蜂等所酿的蜜糖。其为稠厚的液体，可分成白蜜（色白或淡黄）、黄蜜（橘黄色或琥珀色）。主要成分为果糖、葡萄糖，尚含少量蔗糖、麦芽糖、糊精、树胶等成分。其味甘，性平，无毒。

《神农本草经》曰："主心腹邪气，诸惊痫痓，安五脏诸不足，益气补中，止痛解毒，和百药。"

《名医别录》曰："养脾，除心烦，食欲不下，止肠澼，肌中疼痛，口疮，明耳目。"

总而言之，蜂蜜有补中气、和营卫、润脏腑、安心神、通三焦、调脾胃的功效。

生姜汁：生姜捣取汁。生姜，为姜科植物姜的鲜根茎。多年生草本，根茎呈肉质。扁平不规则的块状，并有枝状分枝，各枝顶端有茎痕或芽，表面黄白色或灰白色，有光泽，并有浅棕色环节。折断后有液汁出现，气味芳香辛烈。叶互生，无柄，有长鞘。花茎自根茎抽出，穗状花序，椭圆形，花萼管状，花冠绿黄色，果为蒴果。生姜含有挥发油，主要成分为姜醇、姜烯、棕檬醛、姜辣素等，此外尚含有淀粉和树脂状物质。其药理作用证明可以促使胃酸胃液的分泌，并有止吐作用，对心脏有兴奋作用，并对阴道滴虫有杀灭作用。

生姜：性味辛，温，无毒。能发表、散寒、止呕、开痰、除胀满、止泄泻，有解鱼、蟹、鸟、兽、肉类之毒的作用。

《神农本草经》曰："能去臭气，通神明。"

《食疗本草》曰："止逆，散烦闷，开胃气。"

《千金方》曰："生姜取汁与蜂蜜同饮，治久咳多痰，故可治疗本方的肺痿，咳嗽。"

又《药性论》亦曰："若中热不能食，捣汁和蜜服之。"是可去冷除痰、开胃和中、治疗心胸壅隔、下一切结气实。

本方治虚劳的腰痛、骨蒸，以羊脂、羊髓、生地黄为主药，配以白沙蜜可补中益气，另用生姜汁和中除寒并能除油腻、解腥味。

宋《圣济总录》卷一百八十九，食治腰痛曰："治虚劳、腰痛、咳嗽、肺痿、骨蒸。食羊蜜方：熟羊脂、熟牛髓、白蜜、熟猪脂各五两，生姜汁一合，生地黄汁五两。右六味洗以猪羊脂煎一沸，次下牛髓，又煎一沸，次下白蜜、生姜、地黄汁，微火煎，不住手搅。膏成，贮密器中，每服一匙许，空腹温酒调下，羹粥中服之亦得。若食素者，以酥代脂髓，加麦门冬汁。若不能食或多风者，加白术。"比较一下，可以说忽思慧的羊蜜膏方是从前人食治方脱胎而来，非独创也。

又本方所论及的酒，当用米酒为宜。所谓米酒，系用米、麦、谷类甑蒸发酵，酿成的黄色澄清的甜酒也。凡方书中所称无灰酒，即指米酒而言，其酒能促进血液循环。凡药使之，均足以为宣导通利剂。

羊脏羹

【原料】羊肝、肚、肾、心、肺（各一具，汤洗净），牛酥一两，胡椒一两，荜菝一两，豉一合，陈皮二钱（去白），良姜二钱，草菓①两个，葱五茎。

【制法】先将羊肚等慢火煮令熟，将汁滤净，和羊肝等并药，一同入羊肚内，缝合口，令绢袋盛之，再煮熟，入五味，旋旋任意食之。

【主疗】肾虚劳损、骨髓伤败。

【笺注】

羊肝：乃牛科动物山羊或绵羊的肝脏，其成分有水分、脂肪、蛋白质、灰分、碳水化合物、钙、磷、铁、维生素、硫胺素、尼克酸等。味甘、苦，性凉，无毒，有益血、补肝、明目的作用，适用于营养不良性贫血、产后贫血、肺结核、萎黄病以及维生素A缺乏的眼病等临床症状。

羊肚：羊胃。其成分有水分、脂肪、蛋白质、碳水化合物、钙、磷、铁、核黄素、硫胺素、尼克酸。性味甘、温，无毒。

《千金方·食治门》曰："主胃反，治虚羸，小便数，

---

① 草菓：草果。

止虚汗。"

《本草蒙筌》曰："补虚怯，健脾。"故羊肚有健脾胃、补中气、治疗虚劳羸瘦、不能饮食、消渴、盗汗等临床作用。

羊肾：又名羊肾子、羊腰子。其含营养成分为蛋白质、脂肪、钙、磷、铁、核黄素、抗坏血酸、维生素A等。其性温，味甘，无毒。

《名医别录》曰："补肾气，益精髓。"

《日华子本草》曰："补虚耳聋，阴弱，壮阳益胃，止小便，治虚损盗汗。"

临床多用于治疗肾虚劳损而引起的腰脊疼痛、足膝痿弱，对耳聋、消渴、阳痿、尿频、遗溺等症状，均有疗效。

历来食治方药中用羊肾者颇多，如孙思邈用羊肾单味作末，治腰脊苦痛不遂；唐昝殷《食医心鉴》亦用羊肾治疗肾虚劳损、下焦虚冷、腰膝无力、阳痿精竭等症。

羊心：所含营养成分与羊肾相似，味甘，性温，无毒，有补心、解郁、定惊悸、治膈气的作用。忽思慧治心气惊悸、郁结不乐，另有"炙羊心"方。

羊肺：味甘，性平，无毒。含营养成分有蛋白质、脂肪、灰分、钙、铁、磷、核黄素、硫胺素、尼克酸等。

《名医别录》曰："补肺、主咳嗽。"

《千金方·食治门》曰："止渴，治小便多，伤中，补虚不足，去风邪。"羊肺有补肺气、调水道的作用，故能治肺痿久咳、消渴、小便不利或频数。

羊肝、羊胃、羊肾、羊心、羊肺皆为血肉滋养强壮之品，作为本方主药，食疗五脏劳损伤败，即中医所谓脏器疗法。在此方中，五者的功用一为主治，二为把其他药的药性引向各脏，从而达到食治的作用。

牛酥：用牛乳制成的酥油。详见前恶实菜方。

胡椒：亦见前荜拨粥方。

荜拨：豉、良姜、葱均散见前笺。

陈皮：橘子皮，又名贵老、红皮、广陈皮、黄橘皮，为芸香科植物福橘或朱橘等多种橘类的果皮。橘皮中含有挥发油，其中主要为柠檬烯，且多含有黄酮甙等成分。橘皮味辛、苦，性温，有调中理气、化痰燥湿的作用，可以治疗胸腹胀满、呕吐呃逆、食欲不振、久咳痰多，亦可以解鱼、蟹之毒。

陈皮若去掉白络，只剩下外层红色部分，则名为桔红，亦有宽中利气、消痰散结作用。

《药品化义》曰："桔红，辛能横行散结，苦能直行下降，为利气要药。……功居诸痰药之上，……能推陈致新，皆辛散苦降之力也。"

《本经逢原》曰："桔红专主肺寒咳嗽多痰，虚损方多用之，然久嗽气泄，又非所宜。"

《医林纂要》曰："去皮内之白，更轻虚上浮，亦去肺邪耳。"

《医学启源》曰："若补脾胃，不去白；若理胸中滞气，去白。"

《本草正》曰："陈皮，气实痰滞必用，留白者微甘而性缓；去白者用辛而性速。"

《本草汇言》曰："其去白开痰，留白和脾。"

张寿颐曰："新会皮，橘皮也，以陈年者辛辣之气稍和为佳，故曰陈皮。……留白者通称陈皮，去白则曰橘红，降气和中，泄化痰饮，宜留白为佳；若专作疏散用，取其气胜，则宜橘红。连白者用一钱至一钱五，去白者不当过一钱以上。"

关于去白留白的问题，《本草崇原》另有异义，其曰："按上古诸方，止曰橘皮个用不切，并无去白之说，李东垣不参经义，不体物性，承雷敩（xiào）炮制，谓留白则理脾健胃，去白则消痰止嗽。后人习以为法，每用橘红治虚劳咳嗽。……若去其白，其味但辛，止行皮毛，风寒咳嗽，似乎相宜，虚劳不足，益辛散矣。"去白留白，旧有所说，据现代药物研究，橘络有宣通经络滞气、活血通络的功用。我们在食疗中，尽量发挥药物的作用，陈皮也只用两三钱，去白不去白，对疗效影响不大，而且在临床应用中，也没有发现什么副作用，所以我们大可不必拘泥于原方去白使用。

草果：为姜科植物草果的果实。草果为多年生草本，丛生，根茎横走，粗壮有节。茎圆柱状，直立或稍倾斜。叶短柄或无柄，穗状花序，从根茎生出，蒴果密集，长圆形或卵状椭圆形，具三钝棱，顶端有一圆形突起，基部附有节果柄，表面灰棕色至红棕色，有显著纵沟及棱线。果皮有韧性，易纵向撕裂。种子四至多面形，红棕色，有纵直的纹理，质坚硬，内为灰白色，种子破碎后有特异的臭气，味辛辣。以个大、饱满、色红者佳。种子含挥发油等成分，其味辛，性温，无毒，有消食化积、祛痰截疟、燥湿祛寒的作用。忽思慧谓其能"治心腹痛、止呕、补胃、下气"。《千金翼方》卷十二"养性"、卷二十一"万病补虚劳方"是本方前鉴。

宋人《圣济总录》卷一百八十九"食治腰痛"方引"治虚劳。食羊脏方：羊肝、肚、肾、心、肺各一具，汤洗，细切。胡椒、荜茇各一两，豉一合，葱白一握（细切），牛酥一两。右六味，先以五味相加，以水七升，慢火煎取五升，去滓，和羊肝等并汁皆内羊肚中，系肚口，别用绢袋盛之，煮熟，乘热出，切肚食之。并旋旋服，尽药汁"。与此方相同，可证忽思慧之方是从前人那里继承而来。

羊骨粥

【原料】羊骨一付（全者捶碎）、陈皮二钱（去白）、良姜二钱、草菓二个、生姜一两、盐少许。

【制法】水三汁，慢火熬成汁，滤出澄清，如常作粥，或作羹、汤，亦可。

【主疗】治虚劳、腰膝无力。

【笺注】

羊骨：骨质中含有大量的无机物，其中一半以上是磷酸钙。此外又含少量的碳酸钙、磷酸镁和微量的钠、钾、铁、铝、氟、氯等成分，骨质中所含的有机物有骨胶原、强性硬蛋白、骨类黏蛋白样物质，尚有中性脂肪、磷脂和少量的糖原等。

羊骨：味甘，性温；胫骨味咸、性平。

《名医别录》曰："主虚劳、寒中、羸瘦。"

《千金方·食治门》曰："头骨，主小儿惊癎。"

《唐本草》曰："头骨：疗风眩、瘦疾。"

《日用本草》曰："胫骨：治牙齿疏活、疼痛。"

忽思慧曰："尾骨：益肾明目，补下焦虚冷。"

《本草纲目》曰："脊骨：补肾虚，通督脉，治腰痛下痢。""胫骨：主脾弱，肾虚不能摄精、白浊。除湿热，健腰脚，固牙齿，去黵黯。"所以全副羊骨有补肾强身、通督脉、益精气、治羸瘦的功用。

盐：即日常食用之食盐。主要成分为氯化钠。其性味咸、寒、无毒。盐有清火、凉血、润燥、解毒的功能，可以治食停上脘，心腹胀痛，胸中痰癖，引作涌吐之剂。而本方用盐，一则是佐餐味美，二则以盐为引经药，盐咸走肾，服补肾药，用盐汤者，咸归肾，引药气入本脏也。肾主骨，咸能润下，又入骨，骨病、齿病者皆用之。

唐人昝殷在其所著《食医心鉴》方中云："治肾脏虚冷，腰脊转动不得：羊脊骨一具，嫩者，捶碎，烂煮，和蒜、韭，空腹食之，兼饮酒少许，妙!"

又宋人《圣济总录》（卷一百八十九）"食治腰痛"方记载："治虚劳，食羊骨粥方：方为羊骨两具，碎之，以水二斗，慢火煎取三升，如常法，作粥食，作羹亦得。"较之此方为简便，可知忽思慧亦从前人方中化裁而来。

羊脊骨羹

【原料】羊脊骨一具（全者捶碎）、肉苁蓉一两（洗，切作片）、草菓三个、荜菝二钱。

【制法】水熬成汁，滤去滓，入葱白、五味，作面羹，食之。

【主疗】治下元久虚、腰肾伤败。

【笺注】

羊脊骨、草果、荜菝笺注散见前。

肉苁蓉：亦名肉松蓉、纵蓉、地精、金笋、淡大芸等，为列当科植物肉苁蓉或苁蓉、迷肉苁蓉等的肉质茎。为多年生寄生草本，茎肉质肥厚，圆柱形，色黄，被多数肉质鳞片状叶，黄色至褐黄色，覆瓦状排列，穗状花序，圆柱形，花多数而密集，花萼钟形，淡黄色或白色，花冠管状钟形，蒴果椭圆形，种子多数。

肉苁蓉含有微量生物碱及结晶性中性物质，其味甘、酸、咸，性温，无毒。

《神农本草经》曰："主五劳七伤，补中，除茎中寒热痛，养五脏、强阴、益精气、妇人症瘕。"

《药性论》曰："益髓，悦颜色，延年。治女人血崩，壮阳，大补益，主赤白下。"

《日华子本草》曰："治男绝阳不兴，女绝阴不产。润五脏，长肌肉，暖腰膝。男子泄精、尿血、遗沥。带下阴痛。"故肉苁蓉有补肾益精的作用，因其富有油质，能养血润燥、滑利大肠、下导虚火。所以，适于年老血枯的便秘。肉苁蓉煎煮时切忌铁、铜器皿。

本方中使用肉苁蓉，是作为羊脊骨的最好辅助品。

《本草经疏》曰："肉苁蓉甘能除热补中，酸能入肝，咸能滋肾，肾肝为阴，阴气滋长，则五脏之劳热自退，阴茎中寒热痛自愈，肾肝足，则精血日盛，精血盛则多子。妇人症瘕，病在血分，血盛则行，行则症瘕自消矣。膀胱虚，则邪客之，得补则邪气自散，腰痛自止，久服则肥健而轻身、益肾肝补精血之效也。"

又《本草正义》曰："苁蓉厚重下降，直入肾家，温而能润，无燥烈之苦，能温养精血而通阳气，故曰益精气。主症瘕者，咸能软坚，而入血分，且补益阴精，温养阳气，斯气血流利而否塞通矣。"

其治疗肾虚腰痛的药理正如《名医别录》所云："除膀胱邪气，亦温养而水府寒邪自除，腰者肾之府，肾虚则腰痛，苁蓉益肾，是以治之。"

羊脊骨不但能治肾虚、下元虚寒，而且也治脾胃冷、虚劳羸瘦、苦不下食。

唐医昝殷《食医心鉴》云："羊脊骨粥方：羊脊骨一具，捶碎，白米半斤，先煮骨，取汁下米，及葱白、椒、姜、盐作粥，空心食之，作羹亦得。"

宋《圣济总录》"食治腰痛门·羊脊羹方"云："治下元久冷"，方为"白羊脊骨一具，全者捶碎，用粱米一合，水四升，煎骨熟。入羊肾一对，再煎候熟，取出滤过，将肾切，入葱白、五味，如常作羹食"。这些唐人、宋人的食疗方，全是忽思慧所凭借的经验方。

羊脊骨至今仍颇为广大人民所喜食，而在忽思慧元朝以前，已经有大量的利用羊脊骨作食治的良方，现略举几个如下，以供大家参考选择使用。

方名	方剂组成及制作、主治	备注
	治肾脏虚冷，腰脊转动不得：羊脊骨一具（嫩者，捶碎、烂煮），和蒜、齑空腹食之，兼饮酒少许，妙。	见于唐昝殷《食医心鉴》
枸杞煎方	有人频遭重病，虚羸不可平复，宜服此枸杞煎方：生枸杞根细剉一斗（以水五斗煮取一斗五升澄清）、白羊脊骨一具（剉碎）。以微火煎取五升，去滓，收瓷盒中，每取一合，与酒一小盏合煖，每于食前温服。	见于宋《太平圣惠方》
羊脊骨粥方	治虚损羸瘦乏力，益精气：羊连尾脊骨一握、肉苁蓉一两（酒浸一宿，刮去皱皮）、兔丝子一分（酒浸三日，曝干，别擣末）、葱白三茎（去须切）、粳米三合。右剉碎脊骨，水九大盏，煎取三盏，去滓，将骨汁入米并苁蓉等，煮粥欲熟。入葱五味调和，候熟，即入兔丝子末及酒二合，搅转，空腹食之。	同上
高良姜粥方	治脾胃冷气虚劳，羸瘦不能下食：高良姜三两（剉）、羊脊骨一具（捶碎）。右以水一斗，煮二味取五升，去骨等，每取汁二大盏半，用米二合，入葱、椒、盐，作粥，食之，或以面煮馎饨作羹，并得。	同上

方名	方剂组成及制作、主治	备注
羊脊骨	治肾脏风冷，腰脚疼痛，转动不得：羊脊骨一具（捶碎）、葱白四握（去须，切）、粳米四合。右以水七大盏，煎骨取汁四大盏，漉去骨，每取汁二大盏，入米二合，及葱白、椒、盐、酱，作羹，空腹食之。	同上
羹方	治肾气虚冷，腰脚疼痛，转动不得：羊脊骨一具（捶碎），以水一斗，煎取三升；羊肾一对，去脂膜，切；羊肉二两，细切；葱白五茎去须；粟米二合，右炒肾、肉断血，即入姜、葱五味，然后添骨汁，入米重煮成羹，空腹食之。	同上
羊髓粥方	治腰痛，脚膝无力：羊脊骨一具（椎碎）、羊髓三合、米五合。以水五升，煮骨取二升，去骨著米，入五味煮粥，熟，入羊髓搅，空腹食之。	见于宋《圣济总录》

白羊肾羹

【原料】白羊肾二具（切作片）、肉苁蓉一两（酒浸，切）、羊脂四两（切作片）、胡椒二钱、陈皮一钱（去白）、荜拨二钱、草菓二钱。

【制法】以上各件相和，入葱白、盐、酱，煮作汤，入面餦子，如常作羹食之。

【主疗】治虚劳，阳道衰败，腰膝无力。

【笺注】

本方食品均散见前方笺注。"餦"字应为"餲"字之误。餲，衢遇切，音惧，古人名为"寒餲"。《集韵》中"寒餲，饼属"本作具。《桓谭新论》曰："孔子，匹夫莫不祭之，下及酒脯寒具致敬而去。"加"食"旁者，俗增也。餲，即今之馓子，以糯粉和面搓成，细绳挽曲之如环，油煎食之。

羊肾在本方中，亦是中医脏器疗法，一则补肾，二则如李时珍《本草纲目》云"补肾虚劳损诸病，有肾沥汤，方甚多，皆用猪、羊、肾煮汤煎药，俱是引导之意"。

羊肾作食疗，配入其他中草药，加强治疗效果。这种方法，在唐、宋时期的方书中已有记载，可证忽思慧此方，实是袭前人之旧作。羊肾食治方在元代以前甚多，现略举一二，以供参考选用。

方书	主治	方药	用法
千金方	腰脊苦痛不遂。	羊肾作末。	酒服二方寸匕，日三。
食医心鉴	下焦虚冷，脚膝无力，阳事不行。	羊肾一个。	熟煮，和半大两炼成乳粉，空腹食之。
	肾虚劳损，精竭。	炮羊肾一双。	去脂，细切，于豉汁中，以五味，米糁如常法作羹食，作粥亦得。
太平圣惠方	五劳七伤，阳气衰弱，腰脚无力，宜食羊肾苁蓉羹方。	羊肾一对（去脂膜，细切）、肉苁蓉一两（酒浸一宿，刮去皱皮，细切）。	相和作羹，着葱白、盐、五味末等，一如常法，空腹服之。
	五劳七伤，肾气不足，羊肾羹方。	羊肾一具（去脂膜，细切）、羊肉三两（切）、嫩枸杞叶（细切）一升、葱白三茎（去须、切）、粳米半两、生姜二、三分（切）。	先炒肾及肉，葱白、生姜欲熟，下水二大盏半，入枸杞叶，次入米，五味等，煎作羹，食之。

方书	主治	方药	用法
太平圣惠方	五劳七伤，补虚强志，益气，羊髓粥方。	羊髓三合；羊肾一对（去脂膜，切）、葱白三茎（去须，切）、生姜半两（切）、粳米一合、肉苁蓉二两（酒浸一宿，刮去皱皮，切）。	以髓炒肾及葱、姜，欲熟，入水二大盏半，次入米、五味等，煮作粥，食之。
	五劳七伤、髓气竭绝、羊肾羹方。	羊肾一对（去脂膜，切）、肉苁蓉一两（酒浸一宿，刮去皱皮）、生薯蓣一两、羊髓一两、薤白一握（去须，切）、葱白半两（去须，切）、粳米一合。	炒羊肾并髓等欲熟，下米并豉汁五大盏，次下苁蓉，更入生姜、盐等各少许，煮成羹，食之。
	五劳七伤、羸瘦，阳气不足，心神虚烦，羊肾粥方。	白羊肾一对（去脂膜，切）、羊髓二两、白粳米二合。	相和煮作粥，入盐椒，空腹食之。
	下焦虚损羸瘦，腰胯疼重，或多小便，羊肾饦锣方。	羊肾一对（去脂膜，细切）、附子半两（炮裂去皮脐，捣罗为末）、桂心一分（捣罗为末）、干姜一分（炮裂剉末）、胡椒一钱（捣末）、肉苁蓉一两（酒浸一宿，刮去皱皮，捣末）、大枣七枚（煮熟，去皮、核，研为膏）、面三两。	将药末并枣及肾等，拌和为饦锣溲面，作饦锣，以数重湿纸裹，于煻灰火中煨，令纸焦，药熟，空腹食之，良久，宜喫三两匙温水饭压之。

方书	主治	方药	用法
太平圣惠方	羸瘦，久积虚损，阳气衰弱，腰脚无力，令人肥健，羊肾羹方。	白羊肾一对（去脂膜，切）、肉苁蓉一两（酒浸一宿，刮去皱皮，切）、葱白三茎（去须，切）、羊脐三两（切）。	以上并于豉汁中煮，入五味作羹，空腹食之。
	羸瘦，久积虚损，阳气衰弱，腰脚无力，令人肥健，羊肾羹方。	上方加入薤白七茎（去须，切）、粳米一合。	先将羊肾及苁蓉入少酒炒后，入水二大盏半，入米煮之，欲熟，次入葱白、薤白，煮作粥，入五味，调和，空腹食之。
	虚损，脚膝无力，阳气不盛，补益煨羊肾法。	羊肾一对，搥乳粉一分。	取羊肾，切去脂膜，分为四片，糁粉令匀却合，用湿纸裹，慢火煨令熟，空腹食之，妙。
	肾气虚冷，腰脚疼痛，转动不得，羊脊骨羹方。	羊脊骨一具（搥碎，以水一斗煎取三升）、羊肾一对（去脂膜，切）、羊肉二两（细切）、葱白五茎（去须）、粟米二合。	炒肾，肉断血，即入姜、葱、五味，然后添骨汁，入米重煮成羹，空腹食之。

方书	主治	方药	用法
太平圣惠方	五劳七伤，阴囊下湿痒，萝藦菜粥方。	萝藦菜半斤、羊肾一对（去脂膜）、粳米二合。	细切煮粥，调和如常法，空腹食之。
圣济总录	肾劳虚损，精气竭绝，补肾羹方。	羊肾一对（去脂，切）、葱白一分（切）、生姜一分（切）。	细切羊肾，入五味、葱、姜，如常法，作羹，食之。
	丈夫久积虚损，阳气衰，腰脚疼痛无力，苁蓉羹方。	肉苁蓉（温水洗去，细切）一两、白羊肾一对（去脂膜，切）、葱白七茎（擘）、羊肺二两（切）。	入五味，汁作羹，空腹食之。
	久积虚损，阳道虚弱，腰脚无力，白羊肾羹方。	白羊肾一对（去脂膜，切）、肉苁蓉（酒浸，细切）一两。	二味相和，入葱白、盐、酱、椒，煮作羹，如常法，空腹食。
	产后风虚劳冷，百骨节疼，身体烦热，猪肾臛方。	猪肾一对（去脂膜，薄切）、羊肾一对（去脂膜，薄切）。	以五味并葱白、豉作臛，如常食之，不拘时。
	伤寒后虚劳，四肢烦疼，口干壮热。	羊肾（去脂膜，细切）二只、薤白七茎（切）、黄耆（剉）一两、生姜（切）三钱半。	先将黄耆、生姜，用水二升，煎至一升，去滓，下羊肾及薤白煮作羹，入五味调和，食之，不计时候。

猪肾粥

【原料】猪肾一对（去脂膜，切）、粳米三合、草菓二钱、陈皮一钱（去白）、缩砂二钱。

【制法】先将猪肾、陈皮等煮成汁，滤去滓，入酒少许，次下米成粥，空心食之。

【主疗】治肾虚劳损，腰膝无力疼痛。

【笺注】

猪肾：俗称猪腰子。中医认为其性平，味咸。

《名医别录》曰："和理肾气，通利膀胱。"

孟诜曰："主人肾虚。"

猪肾有理肾气、通膀胱、治肾虚腰痛、身面水肿、遗精、盗汗、老年性耳聋等功效。

《本草纲目》曰："猪肾性寒，不能补命门精气，方药所用，借其引导而已。"此言猪肾为补肾剂的引经药，而奏脏器疗法之效。

缩砂：砂仁之异名，又有缩砂蜜、缩砂蔤、缩砂仁之称。为姜科植物阳春砂的成熟果实或种子。其味辛、性温、无毒。能行气散寒、和胃调中、醒脾消胀、止痛止吐。

《医林纂要》曰："能润肾、补肝、补命门、和脾胃、开郁结。"砂仁辛散苦降、气味俱厚，主散结导滞，行气下气，其香气能和五脏，随所引药通行诸经，在补益方中，不可多用。

用猪肾作食疗用药，简便易行，日常中我们经常食之。元代以前有关猪肾的食疗方很多，略举一些，以便大家参考使用。

方书	主治	方药、用法
食医心鉴	脚气、滑虚、腰脚无力方。	猪肾一双（去脂膜）、米二合，于豉汁中煮，作粥，着椒、姜，任性空心食之。
太平圣惠方	蓐（rù）劳、乍寒乍热，猪肾粥方。	猪肾一具（去脂膜，切）、粟米三合，以豉汁、五味，入米作粥，空心食之。
	五劳七伤，乍寒乍热，背膊烦疼，羸瘦无力，猪肾羹方。	猪肾一对（去脂膜，切）、生地黄四两（切）、葱白一握（去须，切）、生姜半两（切）、粳米一合。炒猪肾及葱白欲熟，着豉汁五大盏，入生姜，下地黄及米，煎作羹，食之。
	五劳七伤，阴痿羸瘦，精髓虚竭，四肢少力，猪肾羹方。	猪肾一对（去脂膜，切）、枸杞叶半斤（切）。用豉汁二大盏半，相和煮作羹，入盐、醋、椒、葱，空腹食之。
圣济总录	伤寒后虚劳、四肢烦疼、口干壮热。	猪肾（去脂膜，细切）二只、生地黄三两（研取汁）、粳米（净洗）二合、豉（炒）一两。先将豉并猪肾，用水二升，煎至一升，去滓，下米及生地黄汁煮，作粥，入五味调和食之，不计时候。

方书	主治	方药、用法
圣济总录	虚损，猪肚糜方。	猪肚、肾各一具（去脂膜），人参、麦门冬（去心）各三分，地骨皮三两。右五味，除肚、肾外，细剉，用绵裹，与肚、肾同入水一斗煮熟，弃药，取肚、肾内汁中，入葱白一茎，切，粳米一升，同用微火煮熟。随意饮汁食肉。
	诸虚羸、益气，猪肾羹方。	猪肾一对（切）、枸杞叶（切）一斤、猪脊膂（lǚ）一条（去脂膜，切）、葱白（切）十四茎。左四味，以五味汁作羹，空腹食之。
	肾虚脚弱，猪肾粥方。	猪肾两具（治研如法）、粟米一合（研如法）、葱白（切）、生姜（切）。各少放左四味，于豉汁中煮，作粥，空腹食之。
	久咳嗽不差，食猪肾方。	猪肾二具，每具上作十四孔，蜀椒去目及闭口者二十八粒内肾孔中。右上二味，以湿纸裹煨，令匀熟，去椒，细嚼食之。
	产后寒热，状如疟，猪肾粥方。	猪肾（去脂膜，细切）一对、香豉一合、白粳米三合、葱（细切）三茎。右四味，以水三升，煮猪肾、豉、葱至二升，去滓，下米，煮如常食，以五味调和作粥，食之，味差更作。
	耳聋，耳鸣如风水声，猪肾羹方。	猪肾（去筋膜，细切）一对、陈桔皮（洗切）半分、蜀椒（去目并闭口，炒出汗）三十粒。右三味，用五味汁作羹，空腹食。

枸杞羊肾粥

【**原料**】枸杞叶一斤、羊肾二对（细切）、葱白一茎、羊肉半斤（炒）。

【**制法**】以上四味拌匀，入五味，煮成汁，下米，熬成粥，空腹食之。

【**主疗**】治阳气衰败、腰脚疼痛、五劳七伤。

【**笺注**】

枸杞叶：又名地仙苗、甜菜、天精草等，为茄科植物枸杞或宁夏枸杞的嫩茎叶。味苦、甘，性凉，无毒。

《药性论》曰："能补益精诸不足，易颜色，变白，明目，安神。和羊肉作羹，益人。甚除风，明目。"

《食疗本草》曰："坚筋耐老，除风，补益筋骨，能益人，去虚劳。"

《日华子本草》曰："除烦益志，补五劳七伤，壮心气，去皮肤骨节间风，消热毒，散疮肿。"

羊肉：味甘，性温。

《名医别录》曰："主缓中，虚劳寒冷，补中益气，安心止惊。"

《千金方》食治曰："主缓中止痛。""丈夫五劳七伤。"

《日用本草》曰："治腰膝羸弱，壮筋骨，厚肠胃。"

故羊肉能补中益气、温中下寒，治疗虚劳羸瘦、腰膝酸软，脾胃不健则尤佳。

李杲（gǎo）曰："羊肉甘热，能补血之虚，有形之物也。能补有形肌肉之气，凡味与羊肉同者，皆可以补之。故曰补可去弱。人参、羊肉之属是也。人参补气，羊肉补形也。"

《太平圣惠方》《圣济总录》两种宋人医方中均有此方的记载，可见忽思慧此方是有渊源的。

鹿肾羹

【原料】鹿肾一对，去脂膜切。

【制法】于豆豉汁，入粳米三合，煮粥或作羹，入五味，空心食之。

【主疗】肾虚、耳聋。

【笺注】

鹿肾：又名鹿茎筋、鹿鞭、鹿阴茎、鹿冲、鹿冲肾，为鹿科动物雄性梅花鹿或雄性马鹿外生殖器。呈长条状，表面棕色，有纵行的皱沟，中部有睾丸二枚，椭圆形，略扁，质坚韧，气微腥，以粗壮、条长，无残肉及油脂者为佳。

鹿肾，性温，味甘、咸。

《名医别录》曰："主补肾气。"

《千金方·食治门》曰："主劳损。"

《日华子本草》曰："补中，安五脏，壮阳气。"故鹿肾有补肾、壮阳、益精的作用，用于治疗劳损、腰膝酸痛、肾虚、耳聋、阳痿、宫冷不孕症。

《太平圣惠方》食治耳鸣、耳聋类引曰："治肾气损虚、耳聋，鹿肾粥方：鹿肾一对（去脂膜，切）、粳米二合，于豉汁中相和，煮作粥，入五味，如法调和，空腹食之。作羹及入酒，并得食之。"又方"治五劳七伤，阳气衰弱，益气力，鹿肾粥方：鹿肾一对（去脂膜，细切）、肉苁蓉二两（酒浸一宿，刮去皱皮，切）、粳米二合。先以水二大盏，煮米作粥，欲熟，下鹿肾、苁蓉、葱白、盐、椒，食之。"这些食治方，至今仍在沿用，对于男子遗精、阳痿、阴冷、精虫少等症，均有一定的疗效。

羊肉羹

【原料】羊肉半斤（细切）、萝卜一个（切作片）、草菓一钱、陈皮一钱（去白）、良姜一钱、荜菝一钱、胡椒一钱、葱白三茎。

【制法】以上诸药水熬成汁，入盐、酱，熬汤下面馉子，作羹，食之。将汤澄清，作粥食之，亦可。

【主疗】肾虚衰弱，腰脚无力。

【笺注】

本方亦为滋养强壮剂，药品均见前笺注。

鹿蹄汤

【原料】鹿蹄四只、陈皮二钱、草菓二钱。

【制法】以上诸药煮令烂熟，取肉，入五味，空腹食之。

【主疗】诸风虚、腰脚疼痛、不能践地。

【笺注】

鹿蹄：《千金方·食治门》曰："主脚膝骨中疼痛，不能践地。"

《日华子本草》曰："治脚膝酸。"可知鹿蹄能治风寒湿痹，腰脚酸痛。

《圣济总录》有"鹿蹄方"，曰："治脚气，风冷湿痹，四肢挛急，脚痛不可践地。鹿蹄一具（净洗，锉碎）、牛膝叶半斤（锉碎），以豉汁五升，先煮鹿蹄令熟，次下牛膝叶及葱白五寸，拍破，兼入椒、姜末各一钱，同煮至二升，调和，旋旋食之。"即为本方之所祖也。

鹿角酒

【原料】鹿角新者长二三寸，烧令赤。

【制法】以上件内酒中，浸二宿，空心饮之，立效。

【主疗】卒患腰痛、暂转不得。

【笺注】

鹿角：梅花鹿或马鹿已骨化的老角，分退角与砍角两种。退角，又称为"解角""掉角"或脱角，系雄鹿于换角期自然脱落者。砍角，则是将鹿杀死后，连脑盖骨砍下，除去残肉，洗净风干为之。鹿角含磷酸钙、碳酸钙、胶质、氮化物等。

鹿角，性温，味咸。有行血消肿、益肾的作用。可治疗瘀血作痛、虚劳内伤、腰脊疼痛、疮疡肿毒。

《名医别录》曰："除小腹血急痛，腰脊痛，折伤恶血，益气。"

《本草经疏》曰："咸能入血软坚，温能通行散邪，故主恶疮痈肿，逐邪恶气，及留血在阴中，少腹血结痛，折伤恶血等证。肝肾虚，则为腰脊痛，咸温入肾补肝，故主腰脊痛。气属阳，补阳，故又能益气。"

晋葛洪《肘后备急方》"治痈疽鲺乳诸毒肿方第三十六"曰："葛氏疗瘭发，诸痈疽发背及乳方：烧鹿角，捣末，以苦酒和，涂之，佳。"即取其活血消肿的作用。

鹿角烧令赤，即烧存性也。是中药的一种炮制方法。入酒中浸泡饮之，借酒之温散，疏通筋络，流通血气，血脉通则不痛也。

李时珍《本草纲目》曰："生用则散热行血，消肿辟邪，熟用益肾补虚，强精活血。"可参酌使用。

黑牛髓煎

【原料】黑牛髓半斤、生地黄汁半斤、白沙蜜半斤（炼去蜡）。

【制法】以上三味，和匀，蒸成膏，空心酒调服之。

【主疗】肾虚弱、骨伤败、瘦弱无力。

【笺注】

本方为滋养峻补剂。

黑牛髓：黑牛之骨髓。牛髓含有蛋白质、脂肪、核黄素、灰分、尼克酸、微量硫胺素等。

黑牛髓，味甘，性温，无毒。

《神农本草经》曰："补中，填骨髓。"

《名医别录》曰："主安五脏，平三焦，温骨髓，补中，续绝，益气。"

《千金方》曰："通十二经络。"

可知牛髓营养价值极大，有补肾强身，填髓益精之功。治疗虚劳羸瘦，精血亏损尤佳。

孟诜曰："治瘦病，黑牛髓和地黄汁，白蜜等分，作煎煎服。"

由此可知，忽思慧之方是由此而来的。

狐肉汤

【原料】狐肉五斤（汤洗净）、草菓五个、缩砂二钱、葱一握、陈皮一钱（去白）、良姜二钱、哈昔泥一钱（即阿魏）。

【制法】以上诸药，水一斗，煮熟，去草果等。次下胡椒二钱、姜黄一钱、醋、五味，调和匀，空心食之。

【主疗】虚弱、五脏邪气。

【笺注】

狐肉：为犬科动物狐的肉，又名毛狗、龙狗。

狐肉，性温，味甘。有补虚暖中，解疮毒的作用，可治疗虚劳，健忘，故孟诜曰："补虚，又主五脏邪气"，本方主疗即从此而来。

哈昔泥：阿魏，又名熏渠、陈虞、魏去疾、五彩魏等，为伞形科植物阿魏，宽叶阿魏的树脂，为多年生草本。初生时只有根生叶，到第五年，始抽花茎，花茎粗壮，具纵纹，叶近于肉质，早落。双悬果背扁，卵形，长卵形或近方形，背面有毛。药材阿魏是从阿魏根或根茎切开后所得之橡胶树脂，多由球粒凝聚而呈大小不等的块状，外表暗黄色或黑棕色，贮藏日久，则变为红棕色，有特异的蒜臭，味苦而辛。阿魏含挥发油、树脂及树胶、灰分等成分，挥发油中含蒎烯，并伴有多种二硫化合物，其中仲丁基丙烯基二硫化合物是本品特殊蒜臭的原因。

阿魏，性温，味苦、辛，有消积、杀虫，治症瘕痞块、虫积、肉积、疟疾、痢疾等作用。

《唐本草》曰："主杀诸小虫，去臭气，破症积，下恶气。"

《千金翼方》曰："主一切痓恶气。"

《本草会编》曰："解自死牛、羊、马肉诸毒。"是本方用阿魏的用意。然而阿魏为什么有这样的功效呢？

《本草经疏》曰："阿魏，其气臭烈殊常，故善杀诸虫，专辟恶气，辛则走而不守，温则通而能行，故能消积，利诸窍，除秽恶也。"

《本草汇言》说得好，其曰："阿魏化积堕胎，杀虫之药也。其气辛烈而臭，元人入食料中，能辟一切禽、兽、鱼、龟腥荤诸毒。凡水果、蔬菜、米、麦、谷、豆之类，停留成积者，服此立消。气味虽有秽恶，然不大损胃气。"

姜黄：性温，味苦、辛。为姜科植物姜黄或郁金的根茎。多年生宿根草本，根粗壮，末端膨大呈长卵形或纺锤状块根，灰褐色，根茎卵形，内黄色。药材姜黄为干燥根茎，形似姜而分叉少，表面深黄棕色，多皱纹，并有明显的环状节及须根残痕，常带黄色粉末，质坚实而重。姜黄含挥发油、姜黄素、果糖、葡萄糖、淀粉、草酸、盐等成分。

《唐本草》曰："主心腹结积，疰忤下气，破血，除风热，热痈肿，功力烈于郁金。"

《本草正》曰："除心腹气结气胀，冷气食积疼痛。"

姜黄为行气活血、芳香健胃之药，而本方用姜黄一钱，即欲取得行气健胃之功。

醋：别名苦酒、淳酢、醯。为米、麦、高粱或酒、酒糟等酿成的含有乙酸的液体。其成分为浸膏质、挥发酸、不挥发酸、还原糖、灰分等。其性温，味酸、苦，有散瘀、止血、解毒、杀虫的作用，能下气消食、开胃健脾、醒酒伏蛔、养肝强筋、止阴痒、消痈肿，治血晕、收敛的作用，并可解一切鱼、肉、菜毒。同时，也是日常食物烹饪中不可缺少的调料。

乌鸡汤

【原料】乌雄鸡一只〔挦(xián)洗净，切作块子〕、陈皮一钱（去白）、良姜一钱、胡椒二钱、草菓二个。

【制法】以上诸药以葱、醋、酱相和，入瓶内封口，令煮熟，空腹食。

【主疗】虚弱劳伤，心腹邪气。

【笺注】

酱：麦面、豆、米等罨(yǎn)黄发酵，加盐曝而成之，作为日常调味品。

酱，味咸，性冷，无毒。通常药用作解毒、清凉、镇疼药。

《日华诸家本草》曰："杀一切毒。"

《本草纲目》曰："治汤火伤。"

酱是调味之主要佐食品，故圣人不得酱不食。

乌雄鸡：乌骨鸡之雄者。

《名医别录》曰："乌雄鸡，主补中止痛。"

《太平圣惠方》有"乌雌鸡羹"，其食疗作用为"治中风湿痹，五缓六急，骨中疼痛，不能踏地"。其方法为"乌雌鸡一只煮熟，以豉汁、姜、椒、葱、酱调称作羹，空心食之"。

这与本方食治法相仿。

李时珍《本草纲目》曰："治肾虚耳聋：乌雄鸡一只，治净，以无灰酒三升，煮熟，乘热食之，三、五只效。"

这是继承唐、宋、元人食治方而来的。

醍醐酒

【原料】醍醐一盏。

【制法】以酒一杯，和匀，温饮之，效验。

【主疗】治虚弱、去风湿。

【笺注】

醍醐：为牛乳制成的食用脂肪。

《唐本草》曰："醍醐，生酥中，此酥之精液也。好酥一石，有三四升醍醐，熟杵炼，贮器中，待凝，穿中至底，便津出得之。"

醍醐的主要成分是脂肪，其中含饱和脂肪酸，以及二羟基硬脂酸、花生酸、亚油酸、亚麻酸等。

醍醐，性冷，味甘，平，无毒。

《千金方》食治，曰："补虚，去诸风痹，去月蚀疮，添髓补中，填骨。"

《唐本草》曰："主风邪痹气，通润骨髓，可为摩药，功优于酥。"

《日华子本草》曰："止惊悸、心热、头疼、明目，敷脑顶心。"

故醍醐有滋阴润燥，养营止渴，治疗虚劳、消渴、便秘等症。

唐昝殷《食医心鉴》曰："补虚、去风湿痹，醍醐二大两，暖酒一杯，和醍醐一匙，服之。"

又宋《太平圣惠方》曰："治中风烦热、皮肤瘙痒：醍醐四两，每服酒调下半匙。"

可证此二方主治服法皆为元人忽思慧之前驱，而本方主治只言及治虚弱祛风湿，我们不妨参考唐、宋人的食治，把它的主治列为"治虚弱，祛风湿，除烦热，去皮肤瘙痒症"。

山药饦

【原料】羊骨五七块（带肉）、萝卜一枚（切作大片）、葱白一茎、草菓五个、陈皮一钱（去白）、良姜一钱、胡椒二钱、缩砂二钱、山药二斤。

【制法】以上诸件同煮取汁，澄清，滤去柤（zhā，同"渣"）。面二斤、山药二斤，煮熟，研泥，搜面作饦，入五味，空腹食之。

【主疗】诸虚、五劳七伤、心腹冷痛、骨髓伤败。

【笺注】

羊骨：用羊脊骨即可。

饦：饼之类的面食。

其他笺注散见前文。

山药粥

【原料】羊肉一斤（去脂膜，烂煮，熟，研泥）、山药一个（煮熟，研泥）。

【制法】肉汤内下米三合，煮粥，空腹食之。

【主疗】虚劳、骨蒸、久冷。

【笺注】

诸品笺注见前。

牛肉脯

【原料】牛肉五斤，去脂膜，切作大片；胡椒五钱；荜茇五钱；陈皮二钱，去白；草菓二钱；缩砂二钱；良姜二钱。

【制法】上件为细末，生姜汁五合、葱汁一合、盐四两同肉拌匀，淹（同"腌"）二日，取出，焙干，作脯，任意食之。

【主疗】脾胃久冷、不思饮食。

【笺注】

牛肉：为牛科动物黄牛或水牛的肉。牛肉含蛋白质、脂肪、维生素、铁、磷、钙，牛肉蛋白质所含人体必需的氨基酸甚多，故其营养价值甚高。

牛肉，味甘，性平，无毒。

《日华子本草》曰："水牛肉，冷；黄牛肉，温。"

《名医别录》曰："主消渴，止哕泄，安中益气，养脾胃。"

《本草拾遗》曰："消水肿，除湿气，补虚，令人强筋骨，壮健。"

《韩氏医通》曰："黄牛肉，补气，与绵黄芪同功。"

《医林纂要》曰："牛肉味甘，专补脾土。脾胃者，后天气血之本，补此则无不补矣。"

故牛肉功效特大，补诸百损，羸瘦消渴，腰膝酸软，脾胃消化功能差。

鸡头粉羹

（原书作"鸡头羹粉"今据文义改）

【原料】鸡头（磨成粉）、羊脊骨一副（带肉熬，取汁）。

【制法】以上各件用生姜汁一合，入五味，调和，空心食之。

【主疗】湿痹、腰膝痛、除暴疾、益精气、强心志、耳目聪明。

【笺注】

鸡头：应为鸡头实，亦即芡实，不是动物鸡头。

有关芡实笺注，见前"鸡头粥"。

鲫鱼羹

【原料】大鲫鱼二斤、大蒜两块、胡椒二钱、小椒二钱、陈皮二钱、缩砂二钱、荜茇二钱。

【制法】以上各件葱、酱、盐料物蒜入鱼肚内，煎熟，作羹，五味调和令匀，空心食之。

【主疗】脾胃虚弱、泄痢久不瘥者食之立效。

【笺注】

鲫鱼：又名鲋，鱼脊，为鲤科动物鲫鱼的肉或全体。体侧扁，宽而高，腹部圆，头小，吻钝。鲫鱼含蛋白质、脂肪、灰分、碳水化合物，此外尚含钙、磷、铁、核黄素、硫胺素、尼克酸等成分，维生素的含率也很高。

鲫鱼，味甘，性平，无毒。

《蜀本草》曰："止下痢。"

《本草拾遗》曰："主虚羸，熟煮食之。"

《日华子本草》曰："温中下气，补不足；鲙疗肠澼水谷不调。"

《本草经疏》曰："治赤白久痢"，故我们日常食用鲫鱼，可以健脾利湿，治脾胃衰弱、不思饮食、痢疾、消肿、溃疡等病。

唐咎殷《食医心鉴》"鹘突羹"曰："治脾胃气冷，不能下食，虚弱无力：鲫鱼半斤，细切，起作鲙，沸豉汁热，投之，着胡椒、干姜、莳萝、橘皮等末，空心食之。"是本方之始。

大蒜：又名胡蒜、葫、独蒜等，为百合科植物大蒜的鳞茎。大蒜具有强烈的蒜臭气，有抗菌作用，其挥发性物质、大蒜汁等有明显的抑菌或杀菌的作用。大蒜为我们日常调味品之一，也是很好的食治药品。

大蒜，性温，味辛，有暖脾胃、行滞气、杀虫、解毒、消症瘕、消食积、止腹痛、除风恶的功用，可用于治疗饮食积滞、脘腹冷痛、水肿胀满、泄泻痢疾、肿毒蛇咬等症。

李时珍《本草纲目》曰："其气熏烈，能通五脏，达诸窍，去寒湿，辟邪恶，消痈肿，化症积肉食，此其功也。故王祯称之云：味久不变，可以资生，可以致远，化臭腐为神奇，调鼎俎，代醯酱。携之旅途，则炎风瘴雨不能加，食饐（ài）腊毒不能害，夏月食之解暑气。北方食肉面，尤不可无，乃《食经》之上品，日用之多助者也。"

但是，也应注意大蒜辛能散气、热能助火、伤肺、昏神、损目。故古人曰："久食伤肝损眼。"

小椒：花椒、蜀椒。

本方为健胃止泻剂。

炙黄鸡

【原料】黄雌鸡，隻持净。

【制法】以盐、酱、醋、茴香、小椒末，同拌匀，刷鸡上，令炭火炙，干焦，空腹食之。

【主疗】脾胃虚弱、下痢。

【笺注】

黄雌鸡：雉科动物家鸡，又名烛夜。雌鸡，有黄雌鸡、黑雌鸡、乌雌鸡、白雌鸡等几种，其性味不同，则主治功能亦不同。

黄雌鸡：

《名医别录》曰："酸，平"，"主伤中、消渴、小便数不禁、肠澼泄利、补益五脏、续绝伤、疗劳、益气力。"

《千金方·食治门》曰："酸、咸，平。"

孟诜曰："黄雌鸡，主腹中水癖，水肿，补丈夫阳气，治冷气，瘦着床者，渐渐食之。"又曰："醋煮空腹食之，治久赤白痢。"

《日华子本草》曰："黄雌鸡，止劳劣，添髓补精，助阳气，暖小肠，止泄精，补水气。"

《滇南本草》曰："咸、甘，温。"

黑雌鸡：

《千金方·食治门》曰："甘，平。"

《神农本草经》曰："主风寒湿痹，安胎。"

《食疗本草》曰："治反胃，腹痛，踒折骨疼，乳痈，安胎。"

《日华子本草》曰："安心定志，治血邪，破心中宿血及痈疽排脓，补心血。补产后虚羸，益气助气。"

《饮膳正要》曰："黑雌鸡，疗乳难。"

乌雌鸡：

孟诜《食疗本草》曰："温，味酸，无毒。"

白雌鸡：

《日用本草》曰："酸、甘，平。"

《本草拾遗》曰："白鸡，利小便，去丹毒风。"

《太平圣惠方》有"黄雌鸡䐃索饼"方，作"治五噎饮食不下，胸膈妨塞，瘦弱无力。黄雌鸡一只（去毛、肠），炒作䐃。面半斤、桂心末一分、赤茯苓一分（末），上以桂心等末和面溲作索饼，于豉汁中煮，入䐃食之"。可参酌。

茴香：在这里系指大茴香而言。大茴香亦即我们日常调料的八角茴香，为伞形科植物茴香的果实。为多年生草本。茎直立，圆柱形；茎生叶，互生；复伞形花序顶生，花小，无花萼，花瓣五个，金黄色。双悬果，卵状长圆形，外表黄绿色。分果椭圆形，有强烈香气。果实含挥发油、脂肪油、棕榈酸、花生酸等成分。

茴香，性温，味辛，无毒。有和胃理气、温肾散寒的作用，并能杀虫辟秽，制鱼、肉、腥臊，冷滞诸毒。

《本草正文》曰："茴香，始见于《唐本草》，据苏颂谓结实如麦而小，青色，此今之所未见者。苏又谓入药多用番舶者，则今市肆之所谓八角茴香也。……按：今肆中之大茴香即舶来之八角者，以煮鸡、鸭、豕肉及诸飞禽走兽，可辟腥臊气，入药殊不常用。"可知此茴香即日常所言之五香、八角茴香也。

牛妳子煎荜菝法

【原料】牛妳、荜菝。

【主疗】贞观中，太宗苦于痢疾，众医不效，问左右能治愈者当重赏，时有术士进此方，用牛妳子蒸荜菝，服之立瘥。

【笺注】

忽思慧此说源于唐李冗所著之《独异志》，其云："唐太宗苦气痢，众医不效，下诏访问，金吾长张宝芷曾因此疾，即具疏以乳煎荜菝方，上服之立愈。……上疾复发，复进之，又平。"其方是用牛乳半斤、荜菝三钱，同煎，减半，空腹顿服。

气痢，是因七情气郁而引起下痢的，临床症状：下痢次数较多，痢下多气泡如蟹沫状，甚至拘急。

牛乳：营养丰富，含蛋白质、脂肪、碳水化合物、乳糖，钙、磷、铁、维生素等成分。其性平，味甘。有补虚羸、养心肺、益脾胃、润五脏、生津润肠的作用，可治疗虚弱劳损、滋养气血、消渴、便秘、反胃噎膈诸症。

《本草经疏》曰："牛乳乃牛之血液所化，其味甘，其气微寒，无毒。甘寒能养血脉、滋润五脏，故主补虚羸、止渴。"

《本草纲目》曰："乳煎荜菝。治痢有效，盖一寒一热，能和阴阳耳。"

荜菝（详前荜菝粥方笺注），据药理分析，从中提出的精油，对大肠杆菌、痢疾杆菌均有抑制作用，其性热，味辛。

《本草拾遗》曰："温中下气，补腰脚，消食。"

《海药本草》曰："主水泻，虚痢。"

《本草图经》曰："治气痢。"

《本草衍义》曰："下肠胃中冷气、呕吐，心腹满痛。"

故牛乳有温中、散寒、下气、止痛的作用。

《圣济总录》有"荜菝散"曰："治飧泄气痢，腹胀满，不下食：荜菝半两、肉豆蔻（去壳、半生半煨）一两、干姜（炮）半两、诃黎勒（半生半炮，去炒）一两、白术三分、甘草（半生半炙，锉）半两、木香（半生半炒）一两。

上七味，捣罗为散，每服二钱匕，空心米饮调下，日晚再服。"可参考。

猯肉羹

【原料】猯肉一斤（细切）、葱一握、草菓三个。

【制法】用小椒、豉同煮，烂熟，入粳米一合，作羹，五味调匀，空腹食之。

【主疗】水肿、浮气腹胀、小便涩少。

【笺注】

猯（tuān）：本作貒（tuān），貒猪，又名獾（huān）、獾狍、地猪、沙獾、猪獾，为鼬科动物猪獾的肉，猯体粗壮，形似狗獾，额部宽，吻较长，鼻垫与上唇之间无毛。四肢粗壮，前后肢均具淡黄色的利爪，全身黑棕色而杂以白色，背毛基部白色，中段黑棕色，毛尖白色，头部自鼻尖到颈部有一白色纵纹，两颊从口角到头后各有一白色短纹。耳缘白色，喉、颈部白色或黄白色。四肢棕黑，尾白色或黄白色。其生态与狗獾相似，住岩洞或穴居地下，性凶猛，嗅觉异常灵敏，常夜间活动。杂食动、植物，亦吃昆虫。

其性平，味酸。

《唐本草》曰："主久水胀不瘥垂死者，作羹臛食之，下水。"

《本草图经》曰："主虚劳，行风气，利脏腑。"

《日用本草》曰："治上气虚乏，咳逆劳热，和五味煮食。"

《医林纂要》曰："补中，益气血。"

宋《太平圣惠方》："治十种水病：獖猪肉半斤，细切，上用粳米三合，水三升，入葱、豉、椒、姜，作粥，每日空服食之。"即此方之先驱。

黄雌鸡

【原料】黄雌鸡一只（捎净）、草菓二钱、赤小豆一升。

【制法】同煮熟，空心食之。

【主疗】腹中水癖水肿。

【笺注】

赤小豆：又名红豆、朱赤豆、金红小豆、虱拇豆、茅柴赤、米赤、杜赤豆等，为豆科植物赤小豆。一年生半攀缘草本，茎长，托叶披针形或卵状披针形；总状花序腋生，小花多枚，花萼短钟状，花冠蝶形，黄色；荚果线状，扁圆柱形，种子暗紫色，呈圆柱形而稍扁，皮赤褐色或紫褐色，质坚硬，不易破碎。

赤小豆，性平，味甘、酸。

《神农本草经》曰："主下水，排痈肿脓血。"

《名医别录》曰："主寒热、热中，消渴、止泄、利小便、吐逆、卒澼、下胀满。"

《药性论》曰："治水肿皮肌胀满。"

《食性本草》曰："坚筋骨，疗水气，解小麦热毒。"

王好古曰："赤小豆消水通气而健脾胃。"总而言之，小豆能利水除湿、消肿解毒、和血排脓。治水肿、脚气、黄疸、痈肿，临床上多用于消肿利尿。

其治疗药理正如《本经疏证》所云："痈肿脓血是血分病，水肿是气分病，何以赤小豆均能治之？盖气血皆源于脾，以是知血与水同源而异派，浚（jùn）其源，其流未有不顺者矣。然凡物之于人，能抑其盛者，不必能起其衰；能起其衰者，不必能抑其盛。痈肿脓血为火之有余，水肿则火之不足，赤小豆两者兼治，既损其盛，又补其衰。"但在应用时，仍需注意。

《本草新编》曰："赤小豆，可暂用以利水，而不可久用以渗湿。湿症多属气虚，气虚利水，转利转虚，而湿愈不能去矣，况赤小豆专利下身之水，而不能利上身之湿。盖下身之湿，真湿也，用之而有效；上身之湿，虚湿也，用之而益甚，不可不辨。"

其他笺注散见前。

青鸭羹

【原料】青头鸭一只（退净）、草菓五个。

【制法】用赤小豆半升，入鸭腹内，煮熟，五味调，空心食。

【主疗】十肿水病不瘥。

【笺注】

鸭：为鸭科动物家鸭属，又名鹜（wù）、舒凫（fú）、鸧（lóng）、家凫等。

鸭，味甘、咸，性平。

《名医别录》曰："补虚除热，和脏腑，利水道，主小儿惊痫。"

孟诜曰："补中、益气、消食。""消毒热，利水道。"故鸭能补气行血、滋五脏之阴、清虚劳之热、利水消肿。

《医林纂要》曰："鸭能泻肾中之积水妄热，行脉中之邪湿痰沫，故治劳热骨蒸之真阴有亏，以至邪湿之生热者，其长固在于滋阴行水也。祛劳热，故治咳嗽，亦治热痢。"

《本草纲目》曰："鸭，水禽也，治水利小便，宜用青头雄鸭。"

《本草逢原》曰："绿头老鸭，治阳水暴肿，（外台）鸭头丸用之，取通调水道之义。"

《肘后备急方》有方曰："治卒大腹水病：青头雄鸭，以水五升，煮取一升，饮尽，厚盖之，取汗佳。"可参考使用。

野鸡羹

【原料】野鸡一只（挦净）。

【制法】入五味，如常法作羹臛，食之。

【主疗】消渴、口干、小便频数。

【笺注】

野鸡：属雉科动物原鸡，为家鸡的远祖。外形像家鸡而较小，肉冠、脸、喉均为赤红色，虹膜红褐色或橙黄色，雄鸡头和颈的羽毛在前为深红色，向后转为金黄色；上背与翼上的小覆羽黑色，大覆羽着有兰紫色光辉；中背和中覆羽呈浓暗红色，下背和腰转为红橙色；飞羽黑褐色，尾羽很长，尾羽和尾上覆羽为黑色，羽基白色，羽毛呈金属绿色的反光。脚粗短而健，纯乌黑。雌者形小尾短，头和颈项黑褐缀红，羽毛中央黑褐而具有金黄色羽缘，胸部呈红褐色。上体大部都暗褐而缀以黄褐色虫蠹（dù）状斑，下体余部均竭色并沾黄，尾下覆羽乌黑色，栖于山地丛薮中。其性温，味甘，具有滋养温补、强筋骨、入肝补血、润燥的作用。肉质含有丰富的脂肪、丙种维生素。本方取其能温补、润燥、治疗口干、消渴症。

唐《食医心鉴》有方曰："治伤中、消渴、口干、小便数。方：野鸡一只，治如食，煮令极熟，漉鸡出，渴即饮其汁。"即此方之先驱。

又方曰："治痔气，下血不止，无力。方：野鸡一只，治如食法，细切，著少面，并椒、盐、葱白、调和溲作饼，炙熟，和醋食之。"

鹁鸽羹

【原料】白鹁鸽一只（切作大片）。

【制法】用土苏一同煮，空腹食之。

【主疗】消渴、饮水无度。

【笺注】

白鹁（bó）鸽：白鸽子，又名飞奴，为鸠鸽科动物原鸽，又名野鸽、岩鸽的肉或全体。

原鸽：头小而圆，咀近黑色，头、颈、胸和上背为石板灰色，颈部、上背、前胸有紫色或金属绿色的闪光，背的其余部分和两翼覆羽呈暗灰色，下背的羽色略淡，翼上各有一道黑色横斑，腰和尾上覆羽石板灰色。自胸以下为鲜灰色，尾下覆羽色较深，脚短健，爪黑色。雌者体色较暗。

家鸽：是由原鸽驯养而来，种类很多。

岩鸽：很像普通驯养的鸽子，雌雄体色相似，但在腰部、近尾端处有两道白色横斑。

鸽肉含有粗脂肪、粗蛋白质、灰分。其性平，味咸。

孟诜曰："调精益气，治恶疮疥癣，风疮白癜，疬疡风。"鹁鸽有滋肾益气、去风解毒的作用，能治虚羸、消渴、疮疥等症。

唐昝殷《食医心鉴》有方曰："治消渴，饮水不知足。白花鸽一只，切作小脔，以土苏煎，含之咽汁。"可证忽思慧此方是沿袭唐人食疗方而来。

土苏：土酥，是萝卜的古籍名。有治消渴、利尿的作用。笺注详见萝卜粥条。

鸡子黄

【原料】鸡子黄一枚（生用）。

【制法】上件服之，不过三服，熟亦可食。

【主疗】小便不通。

【笺注】

鸡子黄：鸡蛋的蛋黄，有丰富的营养。含蛋白质、脂类、碳水化合物、灰分、铁、磷、钙、维生素、核黄素、硫胺素等。蛋白质中以含卵黄磷蛋白、卵黄球蛋白为主。脂肪性物质中以磷脂（其中以卵磷脂为主）、脂肪酸（其中以油酸、亚油酸、亚麻酸、饱和酸为主）。

鸡子黄，性平，味甘。

《千金方》食治曰："主除热。"

《本草纲目》曰："补阴血，解热毒，治下痢。"

《本草再新》曰："补中益气，养肾益阴，润肺止咳，治虚劳吐血。"

本方用鸡子黄治小便不通，即取鸡子黄能除热毒、养肾益阴之功，小肠、膀胱邪热除去，小便即通。但只适于小肠经湿热之症，一般生食为佳。

鲤鱼汤

【原料】大鲤鱼一头、赤小豆一合、陈皮二钱（去白）、小椒二钱、草菓二钱。

【制法】以上件入五味，调和匀，煮熟，空腹食之。

【主疗】消渴、水肿、黄疸、脚气。

【笺注】

诸物笺注，详见前各条下。

鲤鱼、赤小豆治水肿、消渴等症，亦为常见常食。

古医方书中早已有了记载，如《食疗本草》曰："赤小豆和鲤鱼烂煮，食之，甚治脚气及大腹水肿；散气，去关节烦热，令人心孔开，止小便数；绿赤者，并可食。暴利后气满不能食，煮一顿服之。"

忽思慧"鲤鱼汤"是从前人治消渴、水肿食疗方发展而来的。近来临床上运用此方治疗肝硬化腹水，亦有疗效。方为：赤小豆一斤、活鲤鱼一条（重一斤以上即可）。同放锅内清炖，至赤小豆烂透为止，服之，每日或隔日一剂，连续服用，以愈为止。

水肿、黄疸、脚气，病理都是湿气伤脾，脾不健运所致。

赤小豆可以健脾燥湿，故主下水肿胀满，利小便，湿从水去，黄疸即退。

赤小豆治消渴，亦是发挥其能逐胃中热从小便利去的作用。

赤小豆性下行，通小肠，入阴分，行津液，利小便，消胀除肿，通气而健脾胃，辅佐鲤鱼，达到此方的食疗作用。

驴头羹

【原料】乌驴头一枚（捋洗净）、胡椒二钱、草菓二钱。

【主疗】中风、头眩，手足无力，筋骨烦痛，言语蹇涩。

【笺注】

驴头：马科动物驴的头，其性平，味甘、酸。

《千金方·食治门》云："头烧却毛，煮取汁，以浸曲酿酒，甚治大风动摇不休者。"有治中风头眩、消渴之功，并能治疗黄疸。乌者属肾，肾主骨，故宜用乌驴。

唐医昝殷《食医心鉴》方曰："治中风头眩心肺浮热，手足无力，筋骨烦疼，言语似涩，一身动摇：乌驴头一枚，焊（xún）洗如法，蒸令极熟，细切，更于豉汁内煮，着五味，调点少酥食。"又方曰："治大风手足摊缓，一身动摇，驴头酒方：乌驴头一枚，焊洗如法，煮熟，和汁浸曲，如常家酿酒法，候熟，任性饮之。"皆可参酌使用。

本方用驴头者，取其滋养镇痉作用也。

驴肉汤

【原料】乌驴肉（不以多少，切）。

【制法】于豆豉中烂煮，熟，入五味，空心食之。

【主疗】治风狂、忧愁不乐、安心气。

【笺注】

驴肉：性平，味甘、酸。

《千金方·食治门》曰："主风狂，愁忧不乐，能安心气。"

《日华子本草》曰："解心烦，止风狂，酿酒治一切风。"

忽思慧《饮膳正要》曰："食之能治风眩。"故其有补血、益气的功效，也有治劳损、心烦、风眩的作用。

狐肉羹

【原料】狐肉（不以多少）及五脏。

【制法】如常法，入五味，煮令烂熟，空心食之。

【主疗】惊风、癫痫、神情恍惚、言语错谬、歌笑无度。

【笺注】

狐肉详见狐肉汤条笺注。

此方是沿习前人食治方而来的。

唐咎殷《食医心鉴》曰："治惊痫、神情恍惚、语言错谬、歌笑无度；狐肉一片及五脏，治如食法，豉汁中煮，五味和，作羹或作粥，炙食，并得。京中以羊骨汁、鲫鱼替豉汁。"可证。

狐五脏均有补益、镇痉、治癫狂的作用。用在此方中，加强疗效。

熊肉羹

【原料】熊肉一斤。

【制法】于豆豉中入五味，葱、酱，煮熟，空腹食之。

【主疗】诸风脚气、痹痛不仁、五缓筋急。

【笺注】

熊肉：熊科动物黑熊或棕熊的肉。其性温，味甘，无毒。

《千金方·食治门》曰："主风痹不仁，筋急五缓。"

孟诜曰："补虚赢。"

《医林纂要》曰："补中益气，润肌肤，壮筋力。"

总之，熊肉有强筋骨、补虚损的作用。可治疗风痹、手足不随、筋脉挛急等症。

本方也是袭用前人食治方而来的。

唐昝殷《食医心鉴》有方曰："治中风心肺风热、手足不随及风痹不仁、筋脉五缓、恍惚烦燥。熊肉一斤，切，如常法，调和作腌腊，空腹食之。"

又方曰："疗脚气、风痹不仁、五缓筋急。熊肉半斤，于豉汁中和姜、椒、葱白、盐、酱。作腌腊，空腹食之。"可参酌。

本方使用熊肉，即作滋养强壮药，又为镇痉驱风药。

乌鸡酒

【原料】乌雌鸡一只（捋洗净，去肠肚）。

【制法】以酒五升，煮取酒二升，去滓，分作三服，相继服之。汁尽无时，熬葱白、生姜粥，投之，盖覆取汁。

【主疗】治中风背强、舌直不得语、目睛不转、烦热。

【笺注】

笺注见前各方。

羊肚羹

【原料】羊肚一枚（洗净）、粳米二合、葱白数茎、豉半合、蜀椒（去目闭口者，炒出汗）三十粒、生姜二钱半（细切）。

【制法】以上六味，拌匀，入羊肚内，烂煮熟，五味调和，空心食之。

【主疗】诸中风。

【笺注】

笺注见前各方。

乌驴皮汤

【原料】乌驴皮一张（捋洗净）。

【制法】蒸熟，细切如条，于豉汁中，入五味，调和匀，煮过，空心食之。

【主疗】中风、手足不遂、骨节烦疼、心燥、口眼面目㖞斜。

【笺注】

驴皮：含有丰富的胶质，熬制即可得"阿胶"，为补血治血的良药。本方用驴皮治中风、手足不遂诸症，即用驴皮之滋养止血作用也。

本方亦为沿袭前人之方。唐昝殷《食医心鉴》曰："治中风，手足不遂，筋骨疼痛，心烦燥，口面㖞斜，宜喫蒸乌驴皮方：乌驴皮一领，燖洗如法，蒸令熟，切，于豉汁中五味，更煮，空心食之。"可证。

羊头脍

【原料】白羊头一枚（挦洗净）。

【制法】蒸令烂熟，细切，以五味汁调和脍，空腹食之。

【主疗】中风头眩、羸瘦、手足无力。

【笺注】

参见羊肉、羊髓、羊脊角诸条笺注方。

野猪臛

【原料】野猪肉二斤（细切）。

【制法】煮令烂熟，入五味，空心食之。

【主疗】久痔、野鸡病、下血不止、肛门肿满。

【笺注】

野猪肉：猪科动物野猪的肉。野猪肉味甘、咸，性平。

《食疗本草》曰："主癫痫，补肌肤，令人虚肥。肉色赤者，补人五脏，不发风虚气也。"

《日华子本草》曰："主肠风泻血，炙食。"

《医林纂要》曰："补养虚羸，祛风解毒。"故野猪肉有补诸虚损、止血、镇痉的作用。

臛，肉羹也。

本方是从唐昝殷《食医心鉴》方继承而来，其方曰："治久痔，下血不止，肛边痛。野猪肉二斤，切，着五味炙，空心食，作羹亦得。"

獭肝羹

【原料】獭肝一副。

【制法】煮熟，入五味，空腹食之。

【主疗】久痔、下血不止。

【笺注】

獭肝：为鼬科动物水獭的肝脏。水獭又名水狗、獭猫、水毛子。獭肝黑褐色，呈扁圆形，边缘较薄。獭肝以紫红色、整个或片状、无破碎残肉者为佳。

獭肝，性平，味甘、咸。

《药性论》曰："治上气咳嗽，劳损疾。"

《本草图经》曰："主劳极，虚汗客热，亦主产劳。"

《饮膳正要》曰："治肠风下血。"

獭肝有养阴除热、止血停嗽的作用，可用于治疗虚劳骨蒸、潮热盗汗、咯血、痔疮下血等症。本方正是利用其除热止血，滋养解毒的作用，而达到食治久痔下血不止的病症。

鲫鱼羹

【原料】大鲫鱼一头（新鲜者，洗净，切作片）;小椒二钱（为末）；草菓一钱（为末）。

【制法】用葱三茎，煮熟，入五味，空腹食之。

【主疗】久痔、肠风大便常有血。

【笺注】

各品笺注均见前。